도리두리 1·3·6 운동

도리두리 척추·배·목 | 1·3·6 운동

초판1쇄 인쇄 2014년 11월 1일
초판1쇄 발행 2014년 11월 5일

지은이 김성식
펴낸이 金泰奉
펴낸곳 한솜미디어
등록   제5-213호

편집   박창서 김수정
마케팅   김명준
홍보   김태일

주소   143-200 서울 광진구 구의동 243-22
전화   (02)454-0492(代)
팩스   (02)454-0493
이메일   hansom@hansom.co.kr
홈페이지 www.hansom.co.kr

값 13,000원
ISBN 978-89-5959-406-1 (13510)

※ 본서의 모든 내용은 저자가 개인적으로 체험하면서
얻어진 결과입니다. 그러므로 본 운동요법은
각자의 몸 상태에 따라서 다를 수 있습니다.
노약자나 디스크 환자는 의사의 지시를 따르기 바랍니다.
본 운동요법을 따라 하시다가 만약 몸에 이상이 올 때에는
반드시 의사에게 문의하시기 바라며, 저자나 출판사에
그 책임을 물을 수 없음을 밝혀드립니다.

도리두리

|척추|배|목| 1·3·6 운동

김성식 지음

한솜미디어

| 책 | 머 | 리 | 에 |

　환자를 진료하는 자격증을 가진 의료인도, 글을 쓰는 작가도 아니지만 건강 증진을 위한 본 도서를 출간한 지 벌써 4년이란 세월이 흘렀습니다. 그동안 잘못된 내용을 수정·보완하여 다시 재출간하게 되었습니다.

　경제가 성장하면서 국민들의 생활 수준이 향상됨에 따라 건강과 취미생활에 대한 관심이 나날이 높아지고 있습니다. 그러나 사람의 몸은 나이가 들면 몸에서 수분이 빠져나가면서 근육과 뼈가 굳어져 근육 속의 신경이나 혈관, 림프관 등이 압박을 받게 됩니다. 신체의 자연스러운 노화현상이라고 할 수 있습니다.

　그러나 이러한 현상들은 아침에 일어나 자가운동을 꾸준히 하면 마음과 몸이 하나가 되고 혈액순환과 신진대사가 원활해지면서 몸 상태가 개선되어 새로운 인생을 사는 계기가 될 것입니다.

단기간의 운동으로 몸이 좋아질 수는 없습니다. 또한 세월이 흘러 나이가 들면 몸이 노화되기에 해를 거듭할수록 체질에 맞는 운동법을 따르며 질병 예방과 치유에 힘써야 합니다.

지금 인류는 수명 120세 시대를 바라보고 있습니다. 인류의 생활 여건이 점점 개선되고 향상되면서 평균수명 또한 높아지고 있습니다.

돌이켜보건대 의학 분야도 많이 발전하여 난치병 환자들의 생존률이 점차 높아지고 있습니다. 특히 일부 암은 4기일지라도 치료가 가능하다고 합니다.

그러나 농약 남용, 대기 오염이나 식수의 고갈과 오염, 미세먼지나 음주·흡연과 원인을 알 수 없는 이유 등으로 질병이 발생하여 우리의 삶을 위협하고 있습니다.

도리두리 건강운동법은 누구나 집에서 손쉽게 할 수 있습니다. 특히, 고질적인 허리 통증으로 고생하시는 분들을 위하여 요나 침대에서 간편하게 할 수 있는 운동법을 소개해 놓았습니다. 또한, 비만인 사람은 허리혁대 운동을 열심히 하면 소화기 계통이 좋아지고 체지방이 감소하여 일상생활에 불편함이 없을 것이며 만병의 근원이 되는 호흡기 계통 즉, 호흡법을 함으로써 심폐기능이 향상돼 질병을 예방하는 데 도움이 될 것입니다.

세상에 손쉬운 질병 예방법은 없습니다. 모든 것은 자기 마음에 달려 있다고 할 수 있습니다. 꾸준한 노력이 결실을 가져오듯 몸을 건강하게 지키는 예방 운동법을 꾸준히 실행에 옮기시기 바랍니다. 이처럼 살기 좋은 세상에서 자신의 건강을 지키는 일은 무엇보다 중요합니다.

장수하는 사람들의 특징을 보면 첫째, 음식 조절을 잘하여 절대 과식하지 않으며 둘째, 낙천적인 성격으로 매사에 긍정적이며 마지막으로 날마다 규칙적으로 운동을 합니다.

마찬가지로 본서를 탐독하고 매일 규칙적으로 10~30~60분 정도 시간을 투자하여 건강을 지켜줄 자신만의 맞춤운동으로 정해도 좋을 것입니다.

이 책에 기록된 모든 내용은 필자의 운동 경험을 바탕으로 터득한 것입니다. 아울러 독자 여러분의 관심과 고언을 부탁드리며 여러분의 무병장수를 기원합니다.
감사합니다.

김성식

| 차 | 례 |

책머리에 _ 004

Part 1 신체와 운동 _ 011

Part 2 도깨비방망이 _ 017
  1. 등·허리·베개운동 _ 018
    1) 허리운동 _ 026
    2) 흉추운동 _ 029
    3) 늑간운동 _ 030
    4) 어깨운동 _ 031
    5) 골반운동 _ 032
    6) 옆구리운동 _ 033
    7) 척추운동 요령 _ 034

Part 3 심혈관계 _ 039
  1. 머리·목·뇌에 분포하는 동맥 _ 040
  2. 심혈관계의 중요성 _ 042

Part 4 척추는 신체의 뿌리 _ 053
  1. 척추와 질병과의 관계 _ 058
  2. 머리와 척추를 움직이는 근육 _ 061

Part 5 뇌·목 관리 운동 _ 065
  1. 잠자는 뇌를 깨우자 _ 067
  2. 운동은 불로초 _ 070
  3. 건강을 위하여 금연은 필수 _ 074

Part 6 뇌·척추·혈관·위·장이 살아야 내 몸이 산다 _ 079

　1. 호흡법 _ 080

　2. 뇌가 살아야 내 몸이 산다 _ 083

　3. 척추가 살아야 내 몸이 산다 _ 085

　4. 혈관이 살아야 내 몸이 산다 _ 087

　5. 위가 살아야 내 몸이 산다 _ 089

　6. 장이 살아야 내 몸이 산다 _ 090

Part 7 도리도리 두리두리 운동 _ 091

　1. 도리도리 좌우 목운동 _ 098

　2. 두리두리 좌우 목운동 _ 102

　3. 목운동 _ 105

　4. 수영-평형운동 _ 109

　5. 가슴운동 _ 113

　6. 수영-접영운동 _ 118

　7. 훌라운동(장운동) _ 123

　8. 허리·배 운동 _ 128

　9. 기 운동 _ 134

　10. 목 젖힘 운동 _ 138

　11. 기도(합장) _ 143

마음을 다스리는 글 _ 144

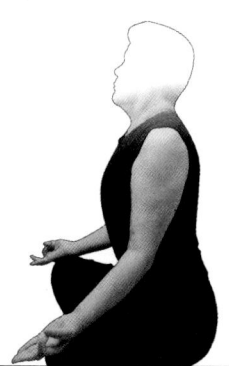

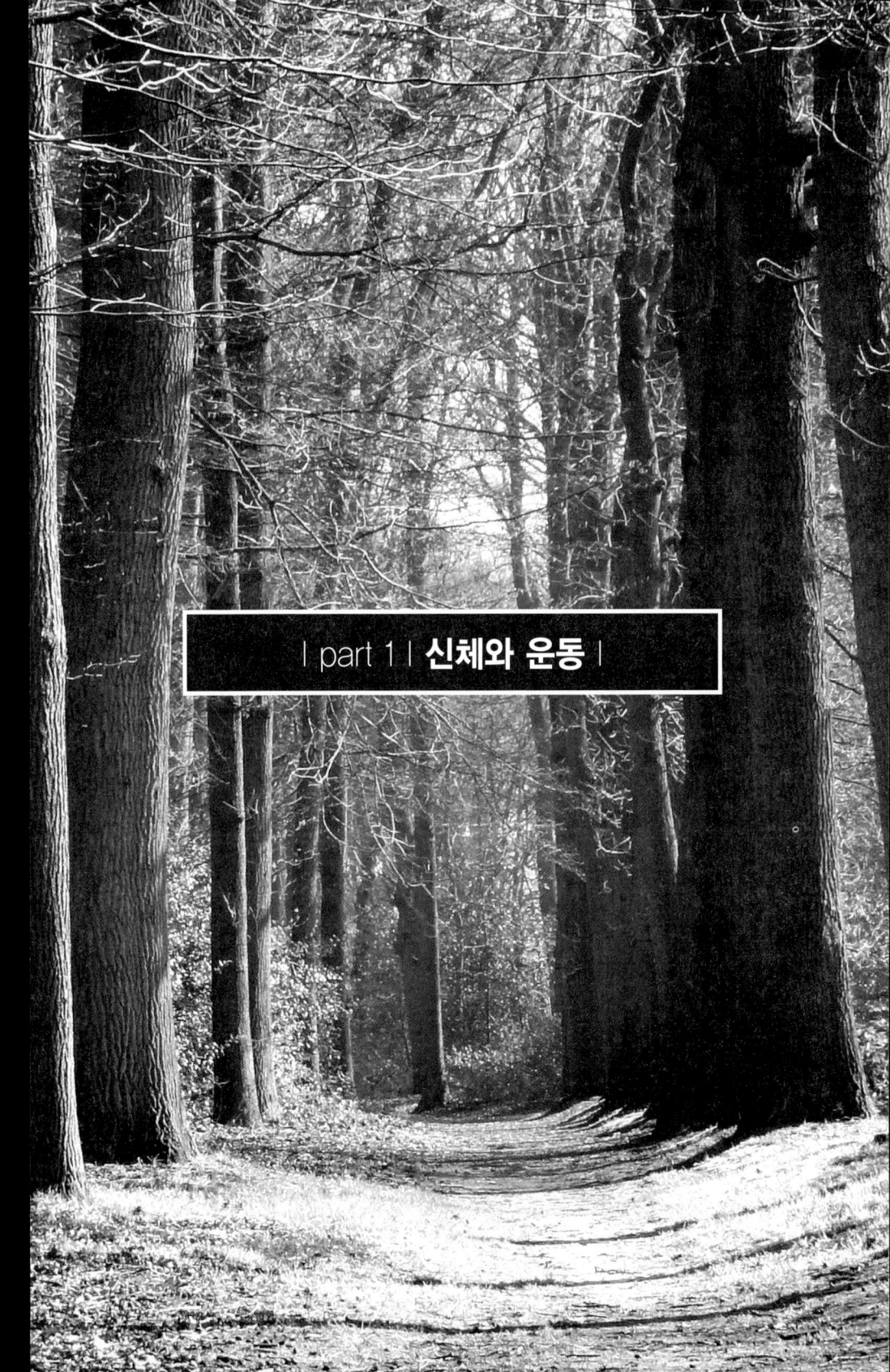

오늘날 세상은 최첨단 과학의 발달로 달나라를 가고 미래를 엿볼 수 있는 판타지 영화 속의 로봇이나 가전제품을 실제 만들어 사용하고 있다. 꿈처럼 여겨졌던 일들이 현실로 다가온 것이다.

불과 몇 십 년 전만 해도 집채만 했던 컴퓨터가 손안의 휴대전화로 바뀌었고, 텔레비전 화면이 흑백에서 컬러 화면으로 바뀌었고, 더 나아가 이제는 사물이 바로 눈앞에서 입체 3D 화면으로 펼쳐지는 TV를 시청하는 세상이다.

그러나 아무리 좋은 것을 만들어내고 특효약이 쏟아져 나오고, 환경이 좋아졌다고 해도 사람에게는 가장 원초적인 일 즉, '잘 먹고 잘 싸는 게 필수이다.' 인류가 존속하는 한, 아니 어떤 생명체에게든 가장 기본적인 삶의 행위이다. 그러나 잘 먹고 잘 싸기 위해서는 무엇보다 건강해야 한다. 그래서 건강이 세상에서 으뜸이라고 아무리 외쳐도 모자람이 없다.

시중에는 몸에 좋다는 물건들이 부지기수로 많으며 그 종류도 수천 가지는 될 것이다. 게다가 약은 물론 건강보조식품까지 포함한다면 우리가 먹는 게 모두 몸의 건강을 위한 약이라고 해도 과언이 아니다. 그런데 문제는 100세 장수시대가 도래한 지금이다. 아무리 오래 살면 뭐하겠는가. 몸이 아프고 병들어 있다면 살아도 사는 게 무슨 재미가 있겠는가. 건강하게 장수를 해야 진정한 삶이 아니겠는가.

도리두리 운동은 인체 앞쪽으로는 두뇌(전두엽)를 비롯하여 눈, 코, 입(치아), 귀, 목운동을 통하여 뇌로 가는 근육, 힘줄, 혈관, 신경계를 원활하게 해준다. 얼굴 밑으로는 목운동으로 기관지 계통과 신경계가 원활해지고 4번, 5번, 6번 운동으로 폐가 건강해져 팔의 유연성과 심장에서 뇌로 가는 혈액 흐름이 원활해진다.

위 운동(8번)으로 배의 지방이 점차적으로 축소되며 위의 제 기능을 활발하게 할 수 있도록 도와준다. 장운동(7번)으로는 장을 튼튼하게 하여 주므로 복부의 군살도 제거할 수 있다. 골반운동(7번, 8번)으로는 골반 안에 있는 장기를 튼튼하게 하며 아랫배가 들어갈 수 있는 혁대운동을 병행하면 몸이 더욱 날씬해질 수 있다.

척추동물인 인간은 두 발로 걷고 두 손을 사용하며 지능지수가 높은 생명체이다. 인간은 서서 걸어 다니기 때문에 수직으로 중력의 영향을 받는데 여기에 체중이 더해져 척추와 골반에 하중이 걸린다. 운동이라도 한다면 더욱 큰 하중이 걸릴 것이다.

그러나 인간의 척추는 다행스럽게도 S자형으로 이루어져 있어 이러한 충격을 흡수하게 되어 있다.

사람들은 자신의 잘못된 습관과 인체에 대한 지식 부족으로 중요한 척추를 소홀히 다루어 질병의 고통을 호소한다. 그러나 적당한 운동과 바른 자세를 취하면 아름다운 몸매와 활기찬 100세 건강을 유지할 수 있다.

인체의 뒤쪽으로 뻗어 나와 뇌와 직접 연결되어 있는 척추는 인체의 각 장기나 팔다리의 신경물질을 '제2요추' 척추 신경계통을 통해 뇌로 전달하는데 도리두리 운동은 이러한 신경계통의 흐름이 원활하게 이루어지도록 돕는다.

- 흉추운동

베개를 이용하여 척추 교정 및 신경계통을 원활하게 하는 운동이다.

- 어깨운동

뭉쳐 있는 어깨 근육 및 팔을 유연하게 하는 운동이다.

- 늑간운동

척추에서 장기로 연결되는 중추신경이 정상적으로 잘 이루어지도록 하여 각 장기가 제 역할을 하게 하는 운동이다.

• 허리운동

요통과 디스크의 원인은 특별한 사고가 아니라면 대개는 잘못된 생활 습관 때문에 발생한다. 장시간 컴퓨터에 앉아 있거나 장시간 의자에 앉아 업무를 보며, 상체를 앞으로 구부리거나 잘못된 자세로 무거운 물건을 들어올리는 행위 등인데 이런 일들이 반복되면 척추가 S자형에서 일자형으로 변형된다. 따라서 자주 허리운동을 해주어야 S자형을 유지할 수 있다.

• 골반운동

골반은 좌우 수평이 맞아야 하며 척추의 중심선이 일직선이 돼야 한다. 딱딱한 의자에 앉으면 엉덩이 부분이 아프거나 엉치뼈가 시큰거리고 허벅지, 종아리, 발이 저리는 증상은 허리운동 및 골반운동을 해줌으로써 치료 및 예방할 수 있다.

이와 같이 도리두리 운동은 1번부터 10번까지 사람 인체 내의 앞쪽 면과 뒤쪽 면까지 영향을 주어 사람의 몸이 건강해지는 운동이다. 그러므로 어떤 질병인들 두려워하겠는가?

하체운동은 걷기, 러닝, 산책, 등산, 자전거 외에는 없다고 생각하시고 매일 꾸준한 걷기, 러닝하여 상체와 하체 근육이 서로 밸런스가 맞게 단련하는 것이 효과적이다.

- 워킹(walking) : 보폭을 넓게, 빨리 걷는 운동
- 러닝(running) : 몸을 천천히 무리하지 않게 운동

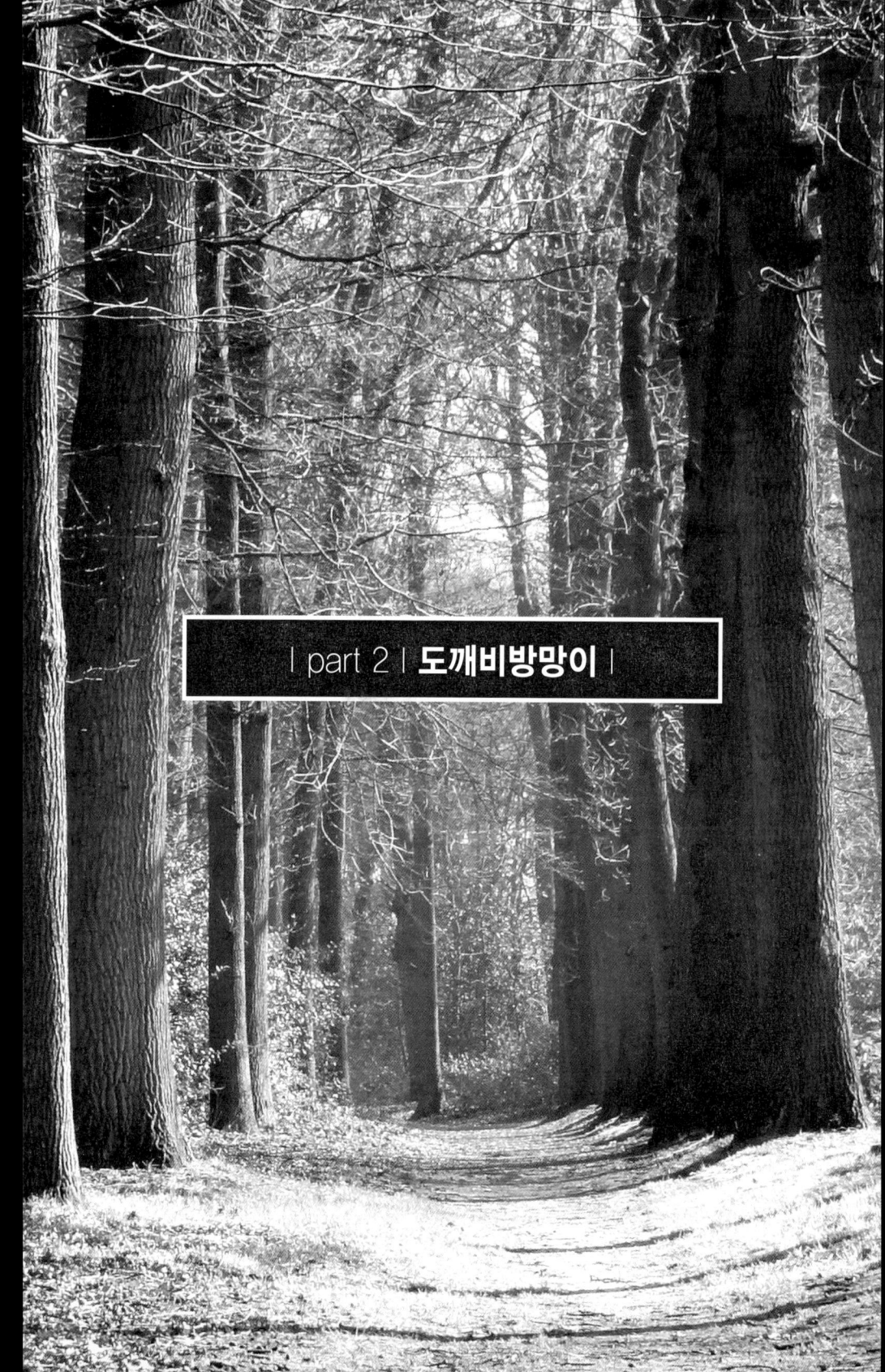

1. 등·허리·베개운동

요즘 직장인들은 몸을 챙길 시간이 없을 정도로 바쁘다. 삶이 그만큼 고달프거나 사업이 잘 안 풀려 운동을 등한시하기 때문이다. 아침에 일어날 때 어깨가 무거워 찌뿌듯하고 등에 돌덩이를 매단 것처럼 개운하지 않아 늘 잠을 덜 잔 것 같이 몽롱한 상태로 있다가 출근하는 경우가 종종 있다.

이러한 사람들은 아침 잠에 깨어 일어나기 전에 심호흡을 한다든가 몸에 맞은 운동을 하는 것이 좋다.

아침에 일어나 몸을 풀 수 있는 운동이 없을까?
"아침에 잠에서 깨면 바로 하는 운동이 있습니다."
"아침에 잠자리에서 일어나 하는 운동은 많이 있지 않습니까?"
"걸으면서 하는 운동이 아니라 침대나 요에서 하는 운동입니다."
"침대나 요에서요? 그럼 누운 상태에서 말입니까?"
"예, 엉덩이를 좌우상하로 움직여주기도 합니다."
"세상에 그런 운동이 어디에 있습니까?"
"그리 이상하게 생각할 것 없습니다."

"…"

"바로 베개를 이용하는 운동입니다."

"베개요?"

"잠잘 때 사용하는 사각형 베개와 원으로 된 베개를 한데 포개놓고 드러누운 상태에서 운동하면 됩니다."

"사각형 베개와 원으로 된 베개가 있는데 잠잘 때 어떤 것을 사용해야 합니까?"

"사각형 베개를 사용하면 됩니다. 사각형 베개가 넓기 때문에 어깻죽지까지 내려와 어깨와 베개가 맞물려 베면 높지도 낮지도 않아 좋습니다."

"베개를 어떻게 포개놓고 운동을 한다는 것입니까?"

"우선 원으로 된 베개부터 설명하겠습니다. 베개운동 시 베개가 쭈글쭈글해지면 운동하기에는 편하지만 척추운동에는 효과가 거의 없습니다. 베개가 탄탄해야 몸의 무게를 받으며 허리의 곡선을 따라 원하는 대로(허리, 골반, 늑간, 어깨) 운동이 됩니다."

"그럼 베갯속를 더 넣어 탱탱하게 만들어야겠네요?"

"그렇습니다. 베갯속을 더 넣을 수 없으면 베갯속을 한쪽으로 모은 뒤 끈으로 묶으면 탄탄해집니다. 그러나 몸·허리(운동)에 맞게 탱탱하게 조정하거나 느슨하게 하여 취향에 맞게 운동하는 것이 좋습니다. 이것이 바로 도깨비방망이입니다."

"도깨비방망이라…."

"침대나 요 위에 사각형 베개를 놓고 그 위에 원 형태의 베개를 횡(-)으로 놓으면 횡자운동이 됩니다. 또 사각베개를 일직선으로 놓고 그 위에 원으로 된 베개를 가로로 놓아 십자형(+)이 되게 합니다."

"아니, 베개를 사용하는 그렇게 좋은 운동이 있습니까? 참으로 신기하네요."

"이 운동은 기(氣)가 배에서 척추로, 요추, 흉추, 뇌로 가는 운동이며 또한 하체 근육과 척추교정, 신경계통을 활성화해 주는 예방운동입니다."

"그럼, 일어나기 전에 이 운동으로 잠에서 확 깰 수 있겠네요?"

"그렇습니다. 잠을 잘못 자서 허리, 등이 뻐근하면 허리와 늑간운동으로 몸이 개운해집니다."

"그렇게 좋은 운동은 어떻게 하는지 알려 주세요."

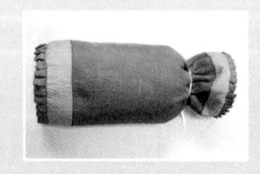

도깨비방망이 :
도깨비가 가지고 있다는 요술 방망이.
바닥 같은 곳을 두들기기만 하면 원하는 것은 무엇이든 나온다고 함.
※ 베개는 그림처럼 탄탄해야 한다.

"예, 베개만 있으면 충분합니다. 사용하는 도구 및 운동은 다음과 같습니다."

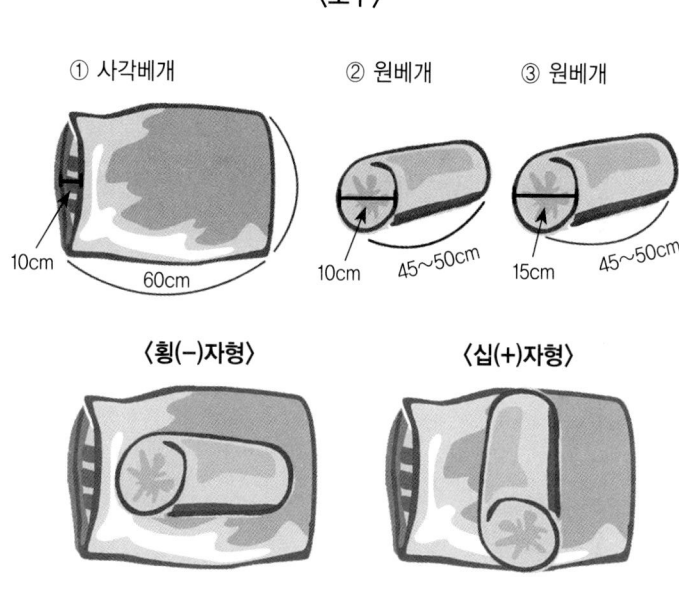

※ 딱딱하지 않아 등이나 허리에 놓고 운동하기에 좋다.

〈침대 및 요에 지주대(횡자형·십자형)를 놓고 지주대 위에서 하는 운동〉

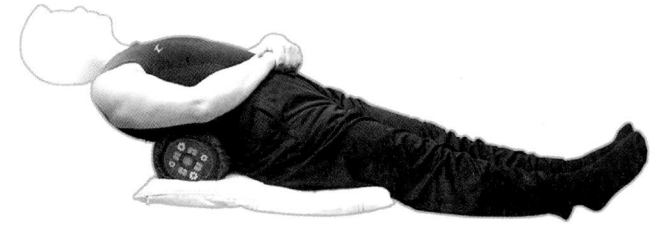

〈요〉

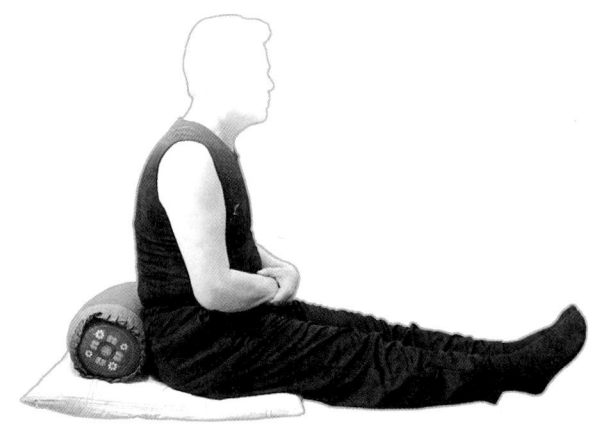

①번 베개에 ②번 베개를 침대나 요 위에 놓고 그 위에 누운 상태에서 윗몸을 일으키는 동작이다. 이 운동은 실행하기에 힘이 들지만 허리가 좋고 힘이 있는 사람이라면 이 운동이 제격이다.

"앞의 그림을 보면 밑에서부터 완전히 몸을 일으키는 것인데 5~10번도 하기 힘들 것 같아 보입니다."

"예, 하지만 허리가 좋고 힘이 있는 사람은 이렇게 하는 것이 최고이지요."

"할 수만 있다면 정말 좋겠지만…. 힘들지 않고 모든 사람이 손쉽게 할 수 있는 방법이 없을까요?"

"허리운동은 쉽게 할 수 있습니다. 그러나 허리운동 시 힘 안 들이고 설렁설렁 하면 척추에 힘이 제대로 들어가지 않습니다.

몸을 일으킨다는 기분으로 척추와 요추, 선골 쪽에 힘을 주어야 일어서거나 발을 들어올리거나 앉고 몸 구부리는 것을 마음대로 할 수 있습니다. 또한 척추에서 기관으로 가는 신경계통(무릎 관절)의 활성화, 혈관과 장기가 제 역할을 합니다.

여성은 출산이나 혹은 평상시 바르지 못한 자세 때문에 알게 모르게 약간씩 척추와 골반이 틀어지는데 베개운동을 통해서 바르게 해주면 좋습니다."

"이렇게 좋은 방법이 있는지 미처 몰랐습니다."

"나이가 들어 척추에 이상이 생기면 노화현상이라고 생각합니다. 그릇된 생각입니다. 그런 생각이 질병을 키우고 고생하게 만듭니다. 이제부터 생각을 바꾸십시오. 청년, 중년이 된다는 마음으로 베개운동을 실행하여 건강한 삶을 영위하십시오."

"베개운동을 하면 갈비뼈도 좋아지나요?"

"척추가 튼튼하면 자연히 갈비뼈(늑골)도 좋아진다고 봅니다. 척추의 활동이 원활하면 각 장기로 연결되는 자율신경이 정상적으로 제 기능을 다할 것입니다. 베개운동은 어느 운동보다 어떤 운동 기구보다 척추교정 및 골반이 빨리 회복될 수 있는 운동입니다. 꾸준히 운동하여 삶의 질을 높이십시오."

"베개운동을 해서 몸이 좋아진다면 정말 도깨비방망이가 맞네요. 골반이나 척추 때문에 고생하시는 분들에게 이만한 운동이 없겠어요."

"예. 시간도 절약되고 어렵지도 않고 배우기도 쉬워서 돈 안 들이고 집에서 마음껏 할 수 있으며, 또한 옆구리운동으로 허리를 유연하게 만들어주며, 옆구리 체지방을 제거하는 데도 도움이 됩니다."

"도깨비방망이가 몸을 흔들어 튼튼하게 해주니 신기해요."

"자, 이제부터 자세하게 알아볼까요? 침대나 요에서 하는 베개운동 자세는 다음과 같습니다."

① 몸, 허리 쪽에 대는 베개를 지주대라 한다.
② 운동하기 전 몸이 지주대 위에 놓이는데 놓인 지주대가 낮으면 조금 놓게 한다(사각베개를 하나 더 포갠다).
③ 베개 위에 누워 머리와 상체는 떠 있는 상태로 지면과 머리 간격 사이는 15cm, 20cm, 25cm, 30cm가 되게 한다.
④ 양팔은 앞가슴에 포개어 올려놓는다.

"이 자세에서 어떻게 운동을 합니까?"

"운동 방법은 다음과 같습니다."

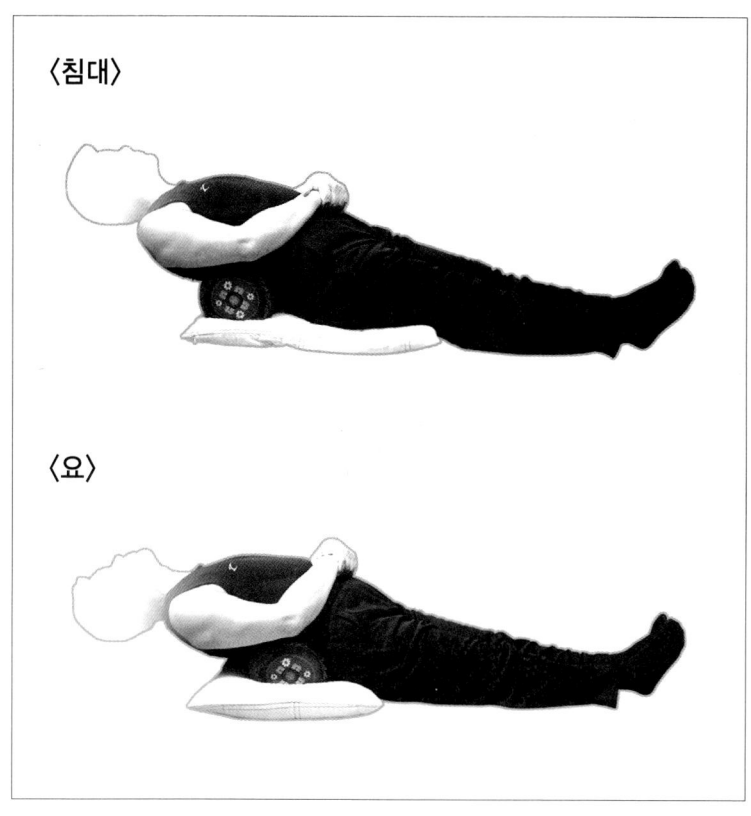

⟨침대⟩

⟨요⟩

※ 높이는 베개와 베개를 포개놓은 부피의 높이를 말하는 것이 아니라 포갠 베개를 무거운 것으로 눌렀을 때의 압축된 높이를 말한다.

● 누운 상태에서 상체를 지면 쪽으로 내렸다가 몸을 반쯤 올릴 때 척추에 힘이 들어가면 배에도 자연적으로 힘이 들어간다. 배(호흡 시)를 안쪽으로 당기면서 운동한다. 배·척추에 힘을 안 주고 운동한다는 것은 머리나 목에 힘을 주고 운동

한다는 뜻이다. 그러면 머리나 목에 힘이 들어가 목이 아파서 운동하기 어려워진다.

● 허리, 흉추, 늑간, 어깨, 골반, 척추 어디에도 지주대만 대면 모두 운동이 된다. 허리, 흉추, 골반운동은 같은 패턴이고 늑간운동과 어깨운동은 약간 다르다.

드러누운 상태에서 두 팔을 머리 위로 올려 두 손은 서로 깍지를 끼고 두 손을 180° 되도록 돌려 손바닥이 바깥이 되게 한 다음 팔을 밑으로 내렸다 올렸다 하므로 팔과 같이 몸(척추)도 자연적으로 늑간이면 늑간, 어깨면 어깨 쪽에 척추교정이 되며 혈관 신경계통을 원활하게 해주는 운동이다.

1) 허리운동
척추의 현추~명문
~요양관(제3, 4, 5 요추극돌기) 쪽에 지주대를 놓고 운동한다 (20~30회).

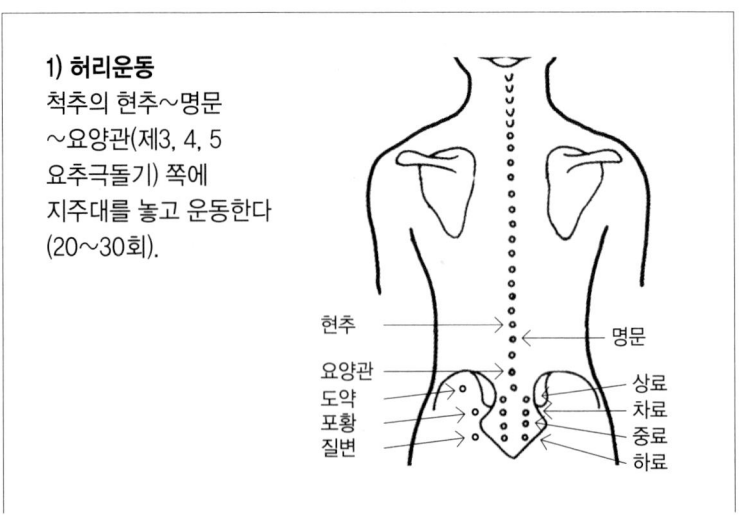

가. 누운 자세에서 상체를 지면 쪽으로 내렸다가 상체를 반쯤 올리는
허리운동(천천히 1~20회. 쉬었다 2~3회 반복).

※ 히프는 지면에 닿아야 하며 골반(천골·미골) 쪽에 힘을 주어
척추로 몸을 일으킨다는 생각으로 운동하는 것이 효과적이다.

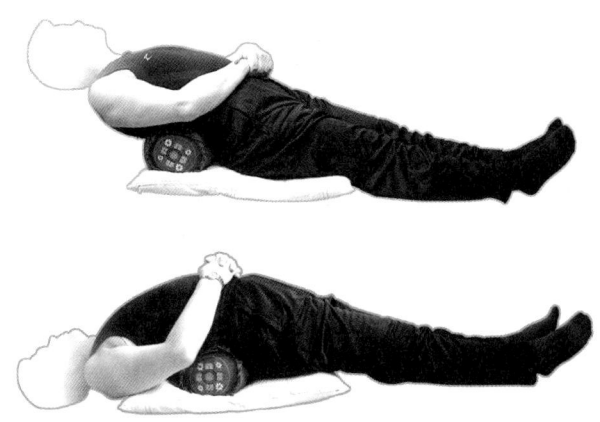

나. 지주대 위에 누운 상태에서 정좌 자세를 하고 상체를 반쯤
일으키고 내렸다를 반복한다(1~2, 30회. 쉬었다 2~3회 반복).

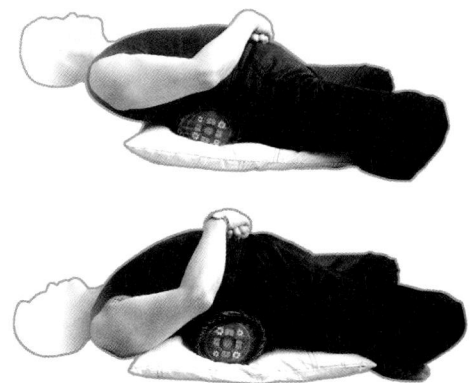

다. 지주대 위에 누운 상태에서 다리를 지주대 쪽으로 당겨 두 발을 모아 히프운동을 한다.

※ 두 발을 쭉 뻗은 상태에서 히프운동하는 것도 좋다.

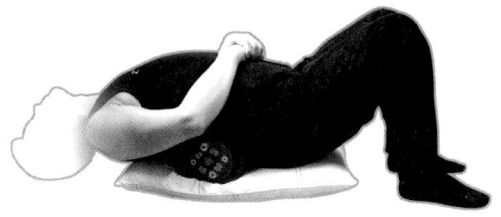

ⓐ 천천히 히프를 힘으로 왔다 갔다 반복한다(1~54회).

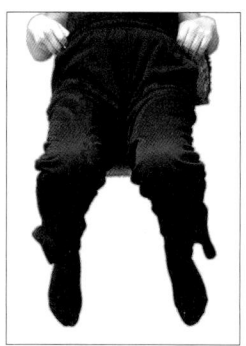 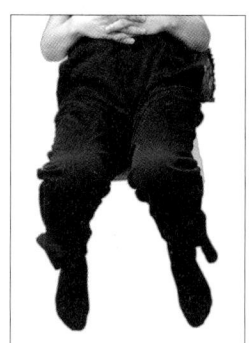

ⓑ 천천히 히프를 올렸다 내리기를 반복한다(1~54회).

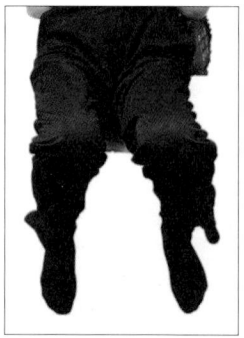 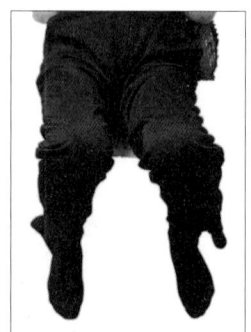

ⓒ 지주대 위에 누운 상태에서 두 발을 지주대 쪽으로 당겨 두
  발을 모아 걷는 시늉을 한다. 이때 양손은 깍지를 끼고 목덜미를
  받친다(1~54회).

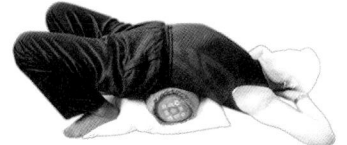 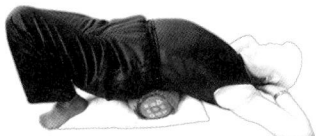

※ 취향에 맞게 골라 운동하십시오.

2) 흉추운동

척추의 지양~현추(제8~12
흉추극돌기, 제1요추극돌기)
쪽에 지주대를 놓고 운동한다
(20~30회).

※ 이 운동은 윗몸을 완전히
  일으켜도 힘들지 않다.

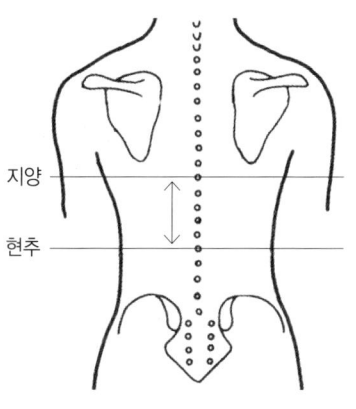

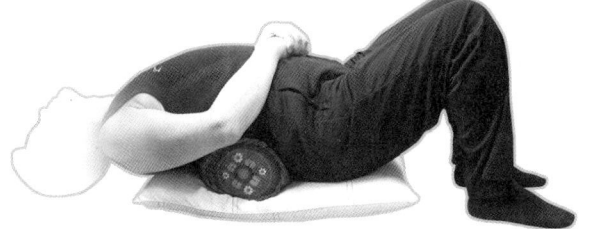

3) 늑간운동

신주~근축(제5~10 흉추극돌기) 쪽에 지주대를 놓고 운동하며 드러누운 상태에서 두 팔을 머리 위에서 올렸다 내렸다 반복한다(20~30회).

〈흉추운동〉

팔을 쭉 뻗은 상태에서 주먹을 쥐고 밑에서 위로 가슴까지 올리고 내리면 흉추가 오르락내리락한다. 이것이 흉추·늑간운동이다.

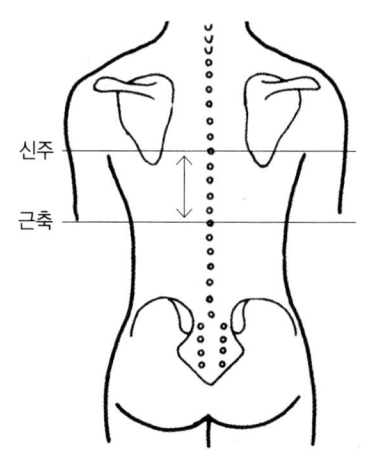

※ 만성 위장병, 췌장, 간 같은 장기가 정상적으로 활동하지 못해 항상 피로를 느낀다.

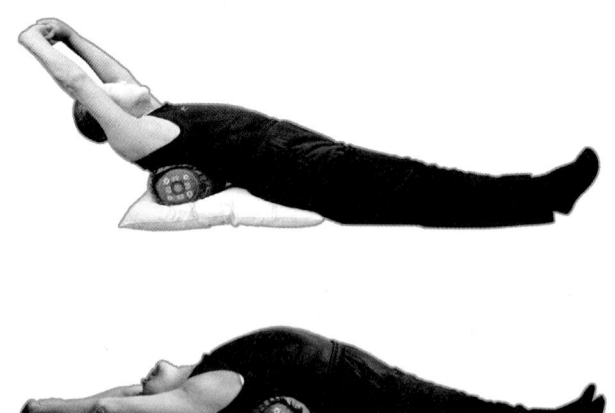

4) 어깨운동

도도~신도(제1~7 흉추극돌기) 쪽에 지주대를 놓고 ③번과 똑같이 운동한다 (20~30회).

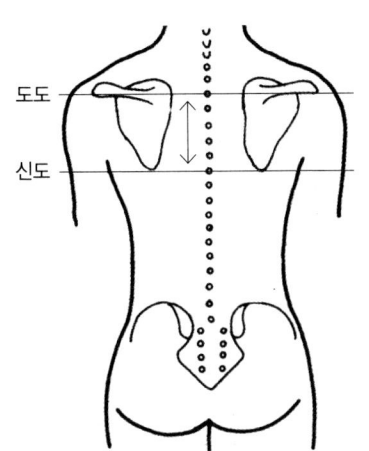

※ 어깨운동이 끝나면 양팔을 가슴 앞으로 모아 두 팔을 쫙 벌려 역기를 들어올리고 내리는 동작을 반복한다 (1~54회).

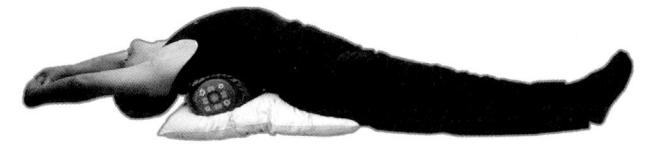

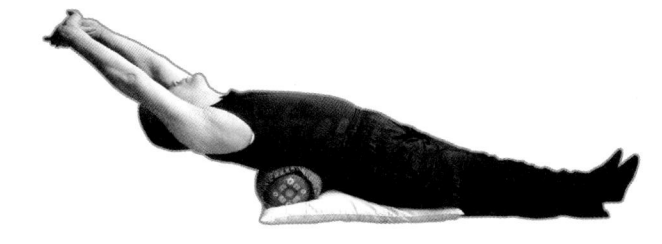

5) 골반운동

가) 명문~십칠추하 쪽에 지주대를 놓고 운동한다. 이 운동은 하기가 힘들어 상체를 올릴 때 지주대를 잡고 올리는 것이 좋으나 너무 힘이 들어 다칠 염려가 있으므로 주의한다.

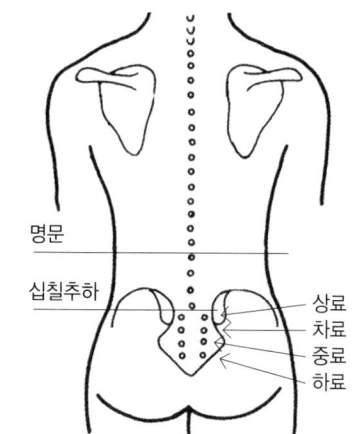

나) 요양관·십칠추하·골반
① 발을 오므린 상태에서 양 발바닥을 한데 모으고 양다리를 좌우로 쫙 벌린다. 그 상태에서 무릎을 올리고 내리는 동작을 하면 히프도 자연적으로 올라가고 내려와 자연히 척추와 골반운동이 된다 (1~54회).
② 양손은 쫙 벌린 발목을 잡고 윗몸을 올리고 내리는 동작을 반복한다(1~30회).

※ 척추의 요추, 천골 쪽이 일자형이 되기 전에 운동이 필수

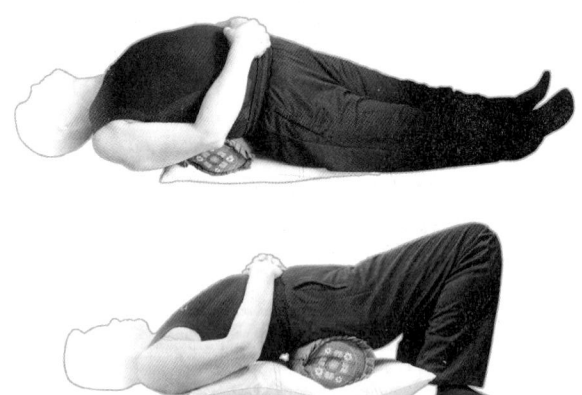

6) 옆구리운동

가) 지주대 위에 히프를 옆으로 누이면 몸 전체가 옆으로 누워진다. 또한 지주대 위에 옆구리 쪽을 대면 된다.

나) 누운 왼쪽 팔은 지면에 놓고 다른 쪽 팔과 같이 상체를 천천히 위쪽으로부터 아래쪽으로 움직이면 허리에서부터 상체가 뒤쪽으로 갔다 앞쪽으로 왔다 갔다를 반복한다(1~30회).

다) 옆으로 누워 지실 쪽으로 높게 하고 한쪽 팔은 머리 위로 쭉 뻗어 위에서 아래로 팔을 오르락내리락한다.

※ 팔도혈(상차중하). 도약, 지실, 질변이 좋아지는 운동

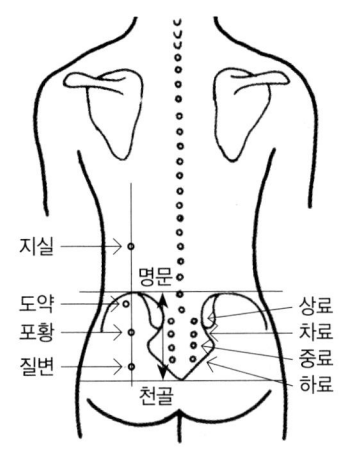

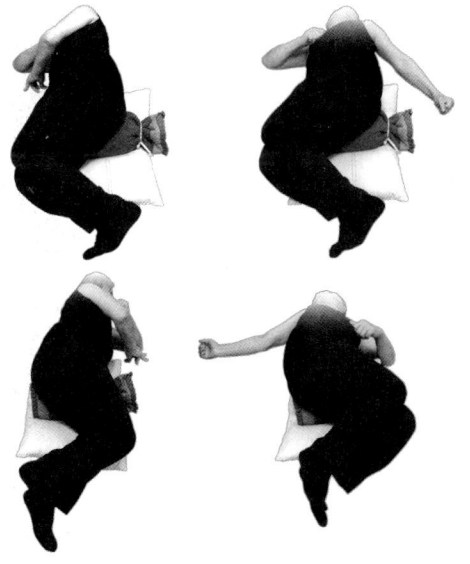

※ 지주대 위에 누울 때 허벅지, 종아리, 발이 저리는 증상이 생길 수 있다. 오랜 세월 허리에서 골반, 다리 쪽에 이상이 있다는 신호이므로 베개운동을 하는 것이 좋다.

※ 한쪽 방향으로만 작업하거나 한쪽 방향으로만 운동하는 골프는 몸의 골반과 근육을 많이 비틀리게 만든다. 따라서 반대 방향으로도 옆구리운동을 해 허리의 유연성을 유지하는 것이 좋다. 필드에서 골프를 칠 때 허리가 안 돌아가면 옆으로 누운 상태에서 다리가 움직이지 못하도록 한쪽 다리가 다른 쪽 다리를 누르고 상체를 뒤로 젖히는 운동을 해 허리의 유연성을 키운다. 두 팔과 두 손은 골프채를 잡은 듯한 자세를 취하고 피니싱(Finishing) 자세를 교정하는 연습을 한다.

※ 쉬는 사이에 숨을 출장식, 입단식한다. 또한 올려놓은 상태에서 히프를 좌우 상하로 조금씩 천천히 움직여 허리의 유연성을 연습하는 것도 좋다.

7) 척추운동 요령

① 지주대 위에 몸과 허리를 올려놓고 상체를 서서히 아래로 내린다. 머리는 지면에 놓는다.

② 누운 상태에서 (서서히 마음속으로 54를 센다) 호흡운동과 함께 숫자를 세면서 안정을 취한다.

③ 허리 쪽으로 서서히 C자형으로 구부리는 현상이므로 뻐근할 수 있다.

④ 몸이 삐뚤어진 상태에서 동작을 과도하게 취하면 다칠 수 있으니 한 달의 운동 범위를 조정하며, 척추의 코너 근육 운동

범위를 측정하면서 운동의 강도를 조절하는 게 좋다.

〈참고 및 주의사항〉
※ 운동할 때 취향에 맞는 음악을 틀어놓아도 좋다.
※ 취향에 맞는 높낮음을 조절하는데 허리운동을 처음 하는 분은 지주대 높이를 10cm, 15cm, 20cm로 조절한다. 건강 상태에 따라 무리한 운동은 삼간다.
※ **골절상, 허리 수술, 심한 골다공증, 임산부, 척추에 관한 수술을 한 사람, 지병이 있는 사람 등은 의사의 지시에 따라야 한다.**

"누워서 허리운동을 하니 쉬워 보이네요. 이 도리두리 운동은 불균형 상태의 척추를 자신의 체중을 이용하여 C자형으로 교정하고 척추를 바르게 하는 운동이네요."

"예, 늑골과 흉추 같은 데서 오는 통증이 심각하지 않아 뇌로 전달되는 신경계통이 지장을 받게 됩니다. 늑골과 척추 변형이라든가 세월이 흐르면서 약간씩 굽어지는 경우 사람들이 인식하지 못하고 있습니다. 자율신경도 점차 둔화되어 장기가 스스로 제 역할을 다하지 못하게 됩니다. 그러므로 늑골과 흉추, 즉 상체운동을 하지 않으면 심장, 폐, 간장, 담낭, 췌장… 등 장기의 발달에 지장을 주게 됩니다. 도리두리, 어깨, 늑간운동으로 예방하시기 바랍니다."

"요나 침대에서 안전한 운동을 해 다칠 염려가 없어 참 좋은 운동이군요. 여태껏 상체(허리, 늑간, 골반)운동을 중점적으로 설명하셨는데, 하체운동에 대해 이야기 좀 해주시기 바랍니다."

"하체운동 방법은 너무 많이 알려져 있어 자세하게 설명하기는 그렇지만 이것만은 말씀드리고 싶습니다. 걷는 것, 러닝, 산책, 등산, 자전거 등이며 ①번 운동, 다항의 ⓒ번 골반운동 자세에서 걸음 걷는 행위 또는 두 발을 공중에 올려 자전거를 타는 행위는 골반과 무릎 관절에 좋은 영향을 주는 운동입니다."

① 골반운동 자세에서 한쪽 발을 히프 쪽으로 당기고 또 다른 한쪽 발을 당길 때 한쪽 발은 쭉 뻗는다(1~54번).

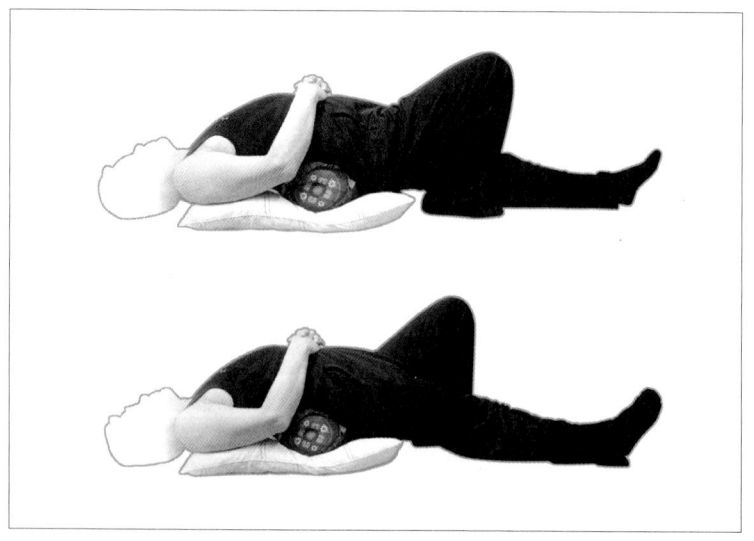

② 두 발을 공중에 올려 자전거 타는 행위를 하면 하체에 몰려 있던 피가 몸 전체로 분산되어 피곤함을 풀어준다(1~54번 반복).

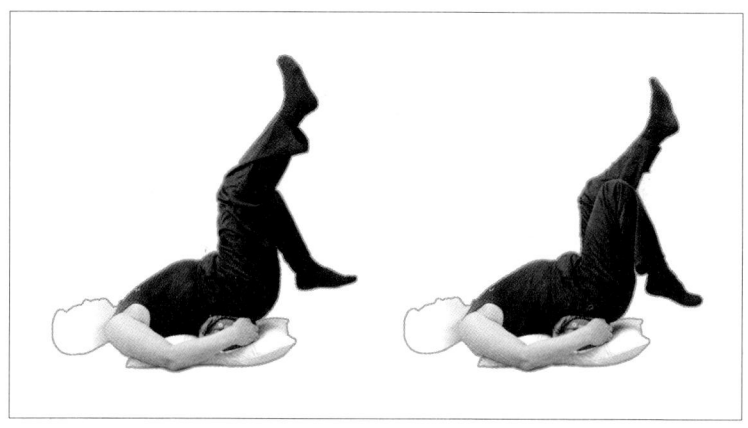

"잘 알았습니다. 상체운동과 하체운동은 힘의 균형이 맞게 단련(운동)하는 것이네요."

도리두리 운동은 반복된 동작으로 허리의 유연성과 무릎 관절 부위에 무리가 가지 않는 운동 방법이다. 아침에 일어나기 전에 할 수 있는 간단하고 손쉬운 운동으로 일상생활에 꼭 필요한 운동이다.

요추, 흉추, 뇌운동은 반복된 운동을 함으로써 인체 내의 질병을 개선하거나 예방하는 한 방법이다.

【예】

　사람들은 어깨와 목, 허리 등이 아프면 정형외과에서 치료를 받는다.

① 의사 진료 후

② 물리치료를 받을 때 뜨거운 수건을 아픈 부위에 올려놓은 뒤

③ 몇 분 후 아픈 부위를 마사지하고

④ 문어발 같은 기계를 아픈 부위에 올려놓고 기계를 작동하여 안마해 주듯이 아픈 부위를 여러 번 반복해 주므로 아픈 곳이 시원함과 동시에 치료되는 것을 느낄 수 있다.

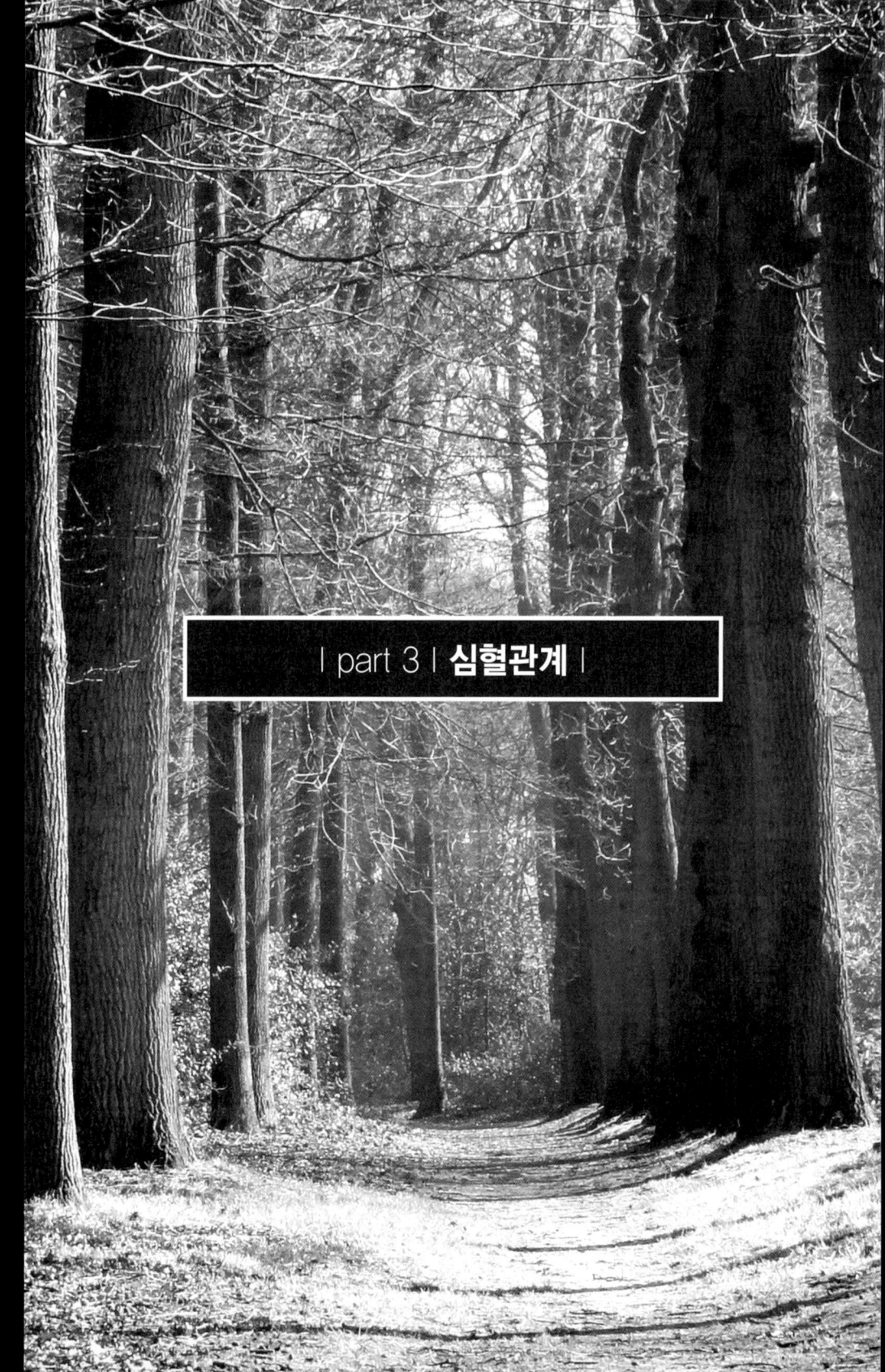

혈관은 심장과 인체 각 장기 및 조직 사이로 혈액을 순환시키는 통로로, 인체의 영양분을 공급하고 노폐물을 제거한다. 우리 몸에는 무수히 많은 혈관들이 분포하고 있는데 크게 동맥, 모세혈관, 정맥으로 나눌 수 있다.

1. 머리·목·뇌에 분포하는 동맥

우리 몸에는 여러 개의 동맥이 분포한다. 그 중에서 머리, 목, 뇌에 분포하는 동맥에는 척추동맥, 갑상샘 목동맥, 외경동맥, 내경동맥, 총경동맥, 경동맥동 등이 있다.

목운동을 하면 이 동맥들의 혈관이 뇌에서 목을 통해 발끝까지 전달하여 혈액순환이 원활해진다. 혈액순환의 역할은 산소 및 이산화탄소, 영양분 및 노폐물, 호르몬 등의 물질운반이며 특히 정온동물에서는 체온 유지를 담당한다.

혈관에 나쁜 콜레스테롤이 많이 쌓이면 혈관이 막혀 건강에 좋지 않은 결과를 가져온다. 그러므로 말초혈관까지 좋은 콜레스테롤이 생기고, 혈액순환이 원활하도록 천천히 '도리두리 목운동'을 해주는 것이 좋다.

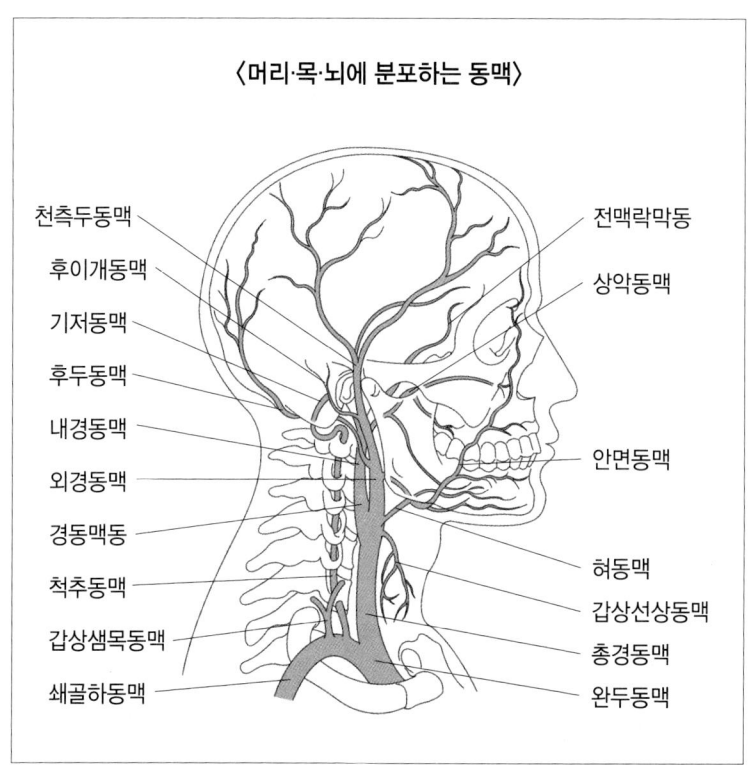

〈머리·목·뇌에 분포하는 동맥〉

대부분의 사람들은 콜레스테롤이 음식물을 통해서만 생성된다고 생각한다. 그러나 콜레스테롤은 우리 몸 특히 간과 몇몇 기관에서도 합성된다. 음식물을 통해 콜레스테롤의 양이 많아지면 자연히 간에서의 콜레스테롤 합성량은 줄어든다.

2. 심혈관계의 중요성

심장은 60,000만 마일에 달하는 혈관을 통해 혈액을 모든 체세포에 보내 영양분을 공급하고 노폐물을 제거한다. 혈관의 길이는 약 120,000km로 지구를 세 바퀴 정도 돌 수 있는 길이이다. 혈액이 이 혈관을 따라 한 번 도는 데 걸리는 시간은 46초라고 한다. 다음 그림과 같이 혈관은 머리, 목, 발끝까지 우리 몸 구석구석 연결되어 있다.

서구화된 식생활로 다량의 인스턴트식품과 기름기가 많은 육류를 섭취하지만 상대적으로 몸을 움직이지 않으므로 결국 비만으로 이어진다. 현대인의 건강을 해치는 원인 중 하나가 바로 운동 부족이다. 운동이 부족하면 모세혈관이 축소되어 혈액이 큰 혈관으로 몰리게 되면서 혈압상승이 일어난다.

기름기 많은 음식을 섭취하면 비만으로 이어지고 또 피가 탁해진다. 몸에 혈액의 찌꺼기(혈전, 血栓)가 쌓이게 되면 혈액순환이 안 되어 결국 심각한 질병으로 이어지게 된다.

이 혈액 찌꺼기는 우리 몸의 혈관을 따라 흐르다가 가장 약한 뇌혈관에서 멈추면서 뇌혈관을 막아 바로 마비로 이어지면서 중풍이 될 가능성이 높다고 한다. 중풍은 불치의 병으로 알려져 있다. 그래서 무엇보다도 예방이 중요하다.

살이 찌고 배가 나와 뚱뚱한 사람, 운동할 때 뒤뚱뒤뚱하며 제 몸 하나 가누지 못하는 사람에게는 배운동이나 장운동을 권한다. 걸으면서 (숨을 들이마시거나) (내쉴 때) 배를 안쪽으로 끌어들이면서 걸으면 비만 해소에 큰 도움이 된다. 앉아 있을 때에는 숨을 내쉴 때 배를 당긴다.

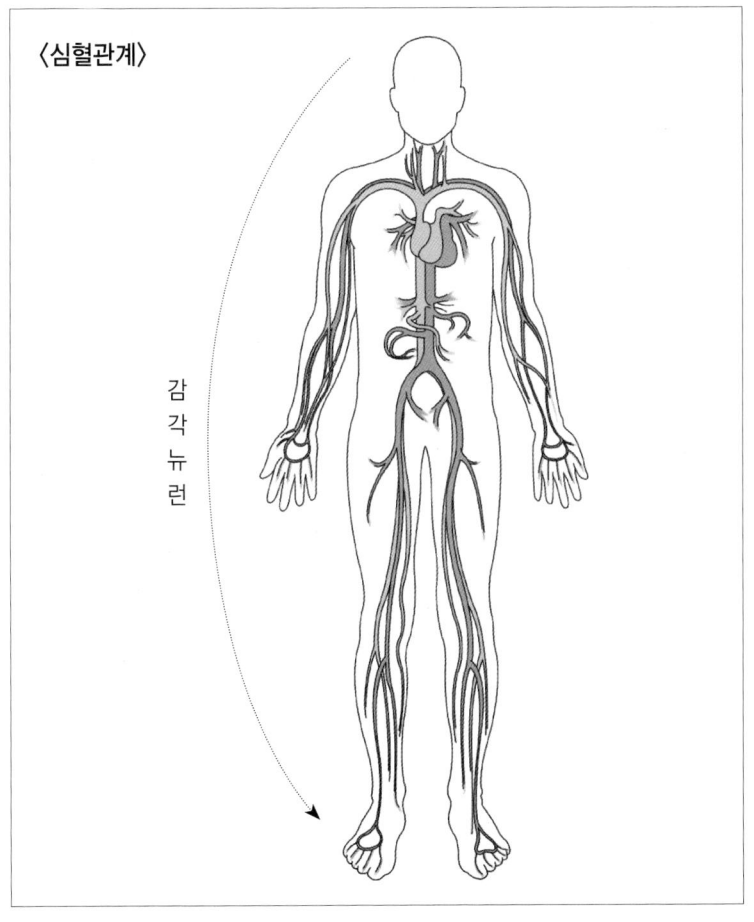

〈심혈관계〉

감각뉴런

비만인 경우에는 위와 명치 밑에 덩어리 같은 것이 뭉쳐 있거나 배 전체가 기름 덩어리(체지방)로 뭉쳐 있다. 또한 허리에 군살이 배어 있어 배가 불룩 튀어나온 사람은 달리기, 걷기, 등산 등으로 배에 모여 있는 지방질을 제거해야 한다.

이러한 비만은 매일 꾸준히 운동하여도 지방질이 좀처럼 없어지지 않는다. 그래서 더 강도 높은 훈련을 한다든가, 음식 조절로 체지방을 감소한다든가 사우나, 비만에 좋다는 약, 심지어 수술 등을 하고 있는 실정이다.

혁대운동

도리두리 운동 7~8번은 몸속에 있는 노폐물을 제거하고 혁대를 사용하여 빠른 시일 안에 몸속의 지방을 제거하는 운동이다. 혁대는 장식용뿐만 아니라 사람 몸에 맞게 활용한다면 이보다 좋은 것이 없다. 혁대를 이용한 운동은 골반 안에 있는 장기를 튼튼하게 해주며 위, 복부에 쌓여 있는 체지방과 위장에 발생하는 질환 등을 제거하는 운동으로 손색이 없을 것이다.

배변 활동이 원활하지 않아 가스가 차는 사람이나 늘 책상에 앉아 활동이 적은 직장인, 아랫배가 묵직하고 하복부가 좀 나온 사람은 혁대운동을 하면 좋다. 혁대는 일반적으로 사용하는 좁은 것과 헬스장이나 역도에 사용하는 넓은 것이 있는데, 넓은 것보다는 좁은 것이 좋다.

이 운동은 일상생활에 큰 전환점이 될 것이다. 또한 사회와 가정에 기쁨과 행복이 넘칠 것이다.

〈혁대운동 시 알아야 할 점과 주의사항〉

비만인 사람은 배를 꾹꾹 눌러주면 배가 열어서 아프고, 복부가 부어 있거나 막혀 있으면 제 기능을 다하지 못해 모든 성인병의 원인이 된다. 또한 명치 끝을 지그시 눌러주면 단단한 척추가 있고 그 주변을 손으로 눌렀을 때 아프면 위가 부어 있다는 신호이다.

혁대운동을 하면 혁대가 그 부위를 눌러주기 때문에 아플 수 있지만 반복적으로 운동하면 아픈 부위가 튼튼해져 음식을 잘 소화시키는 역할을 한다.

약으로 병을 고친다는 생각은 버려야 한다. 몸을 스스로 방어할 수 있는 면역력과 자가 치유능력을 길러주는 것이 병을 예방하는 지름길이다.

① 공복 시 운동할 것
② 처음 운동 시 조금씩 운동량을 늘릴 것(최종 54회까지).
③ 운동할 때 상체를 앞으로 구부리지 말고 바로 세운다.

④ 위가 좋지 않은 사람은 혁대를 조금 느슨하게 매고 천천히 운동해야 하며 운동량도 차츰 늘리는 것이 좋다.

⑤ 혁대·배운동 시 일시적으로 트림 현상이 나타날 수 있다. 혁대가 배를 눌렀을 때 참고 견디는 슬기로운 마음이 있어야 한다.

⑥ 개인적인 체험으로 얻어진 결과이므로 각자의 몸 상태에 따라 효과가 다를 수 있으며, 의심스러운 점이 발견되면 즉시 의사에게 문의한다.

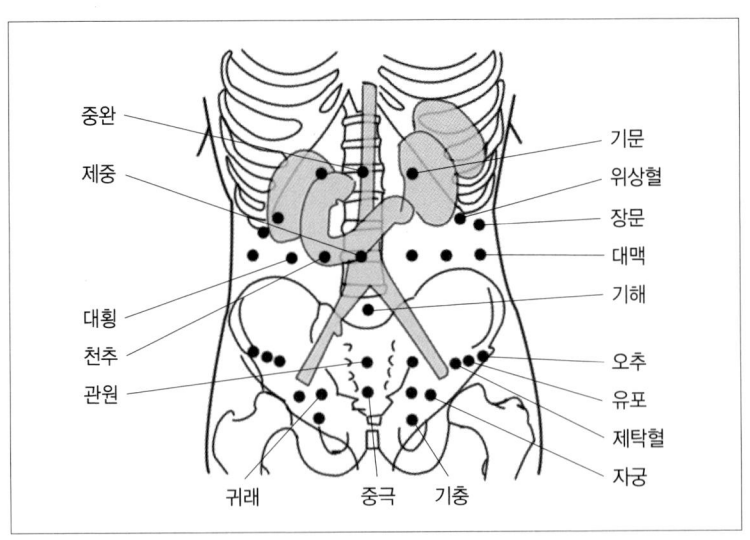

〈혁대운동 요령〉

① 중완~기문 쪽에 혁대를 조이고 허리·배운동을 한다(1~54회 반복).

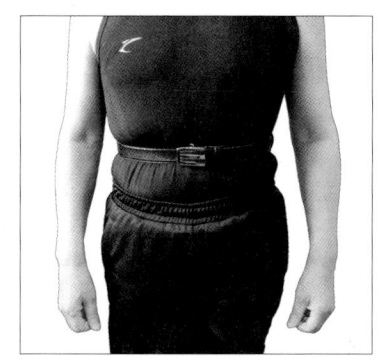

② 제중과 기해 사이에 혁대를 꽉 조이고 배운동을 한다(1~54회 반복).

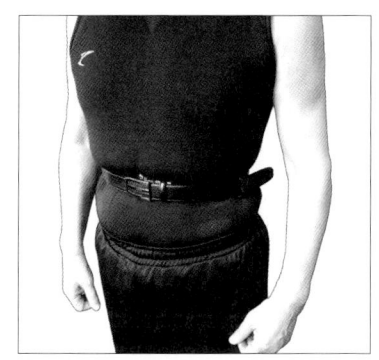

③ 관원과 중극 사이에 혁대를 꽉 조이고 장운동을 한다. 골반에 있는 장기가 튼튼해진다(1~54회 반복).

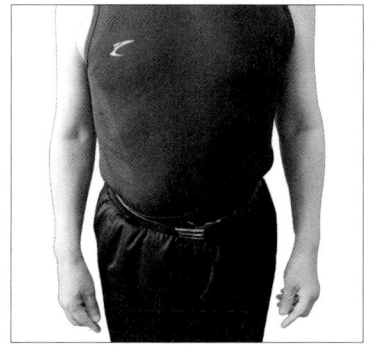

〈혁대운동 1번 동작 설명〉

① 혁대를 명치 밑에 차고 배를 등 쪽으로 끌어당기면서 허리띠를 조인다.

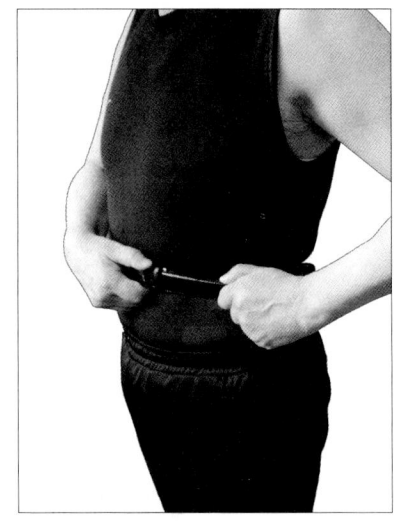

② 앉은 자세에서 기도하는 자세로 전환하여 무릎을 꿇고 앉는다.

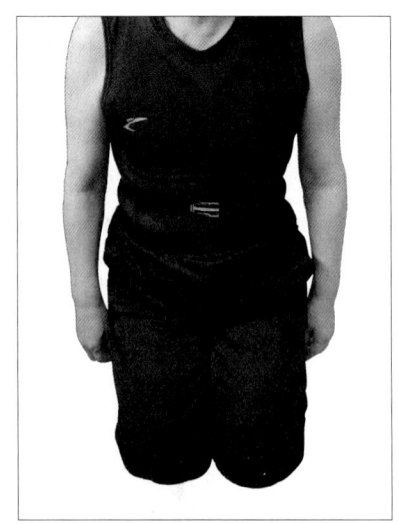

③ 양팔을 어깨만큼 벌린 상태에서 앞 지면에 양팔을 놓는다.

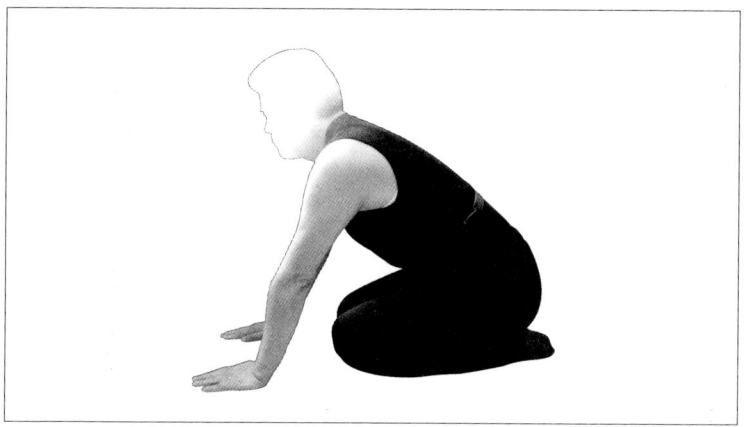

④ 이 자세에서 팔굽혀펴기를 시작한다(앞으로 몸을 숙였다 폈다를 반복한다. 1~54회).

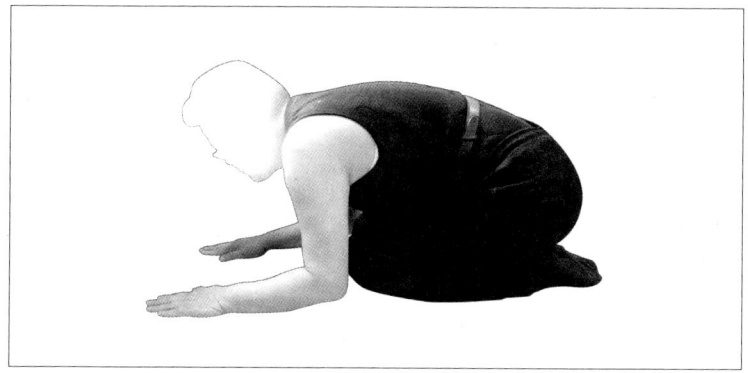

〈혁대운동 2번 동작 설명〉

① 혁대를 명치 밑에 차고 혁대로 배를 꽉 조인다.

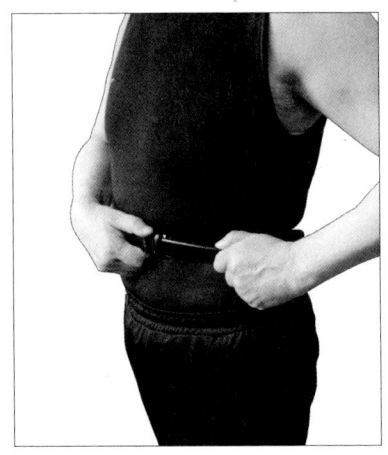

② 높이가 10~15cm 되는 고정된 사물에 앉아 양다리를 가지런히 모아 오므린다(이때 사물에 사람이 걸터앉는 자세가 된다).

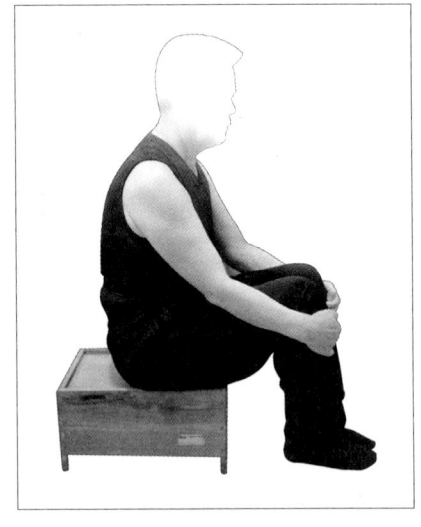

※ 신속히 비만을 해소하기 위해서는 평상시 집에서나 걸어 다닐 때, 조깅 등을 할 때 혁대를 명치 밑에 착용하고 움직이는 것이 효과적이다.

③ 사물에 걸터앉은 자세에서 양팔은 허벅지 사이로 갖다 대면서 두 손을 잡는다. 이때 무릎과 무릎이 맞닿아야 하고 발과 발등이 맞닿아야 한다.

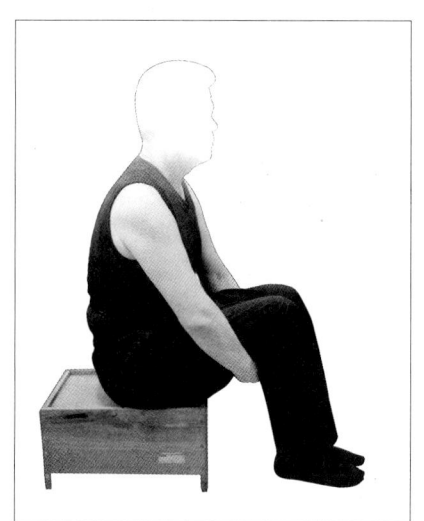

④ 이 자세에서 배를 안쪽으로 당기면서 팔과 배에 힘을 주어 앞으로 상체를 당기고 늦추고를 반복하면서(천천히) 숫자를 세면서 허리·배 운동을 한다(1~108회, 쉬었다 반복).

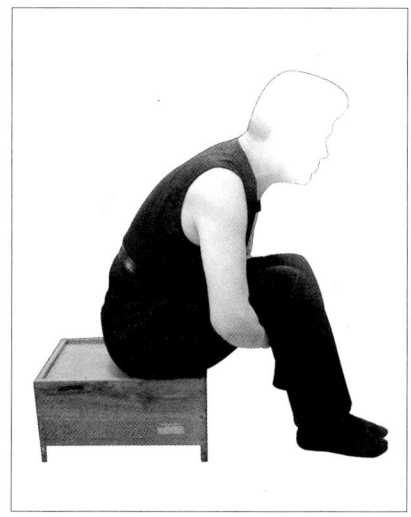

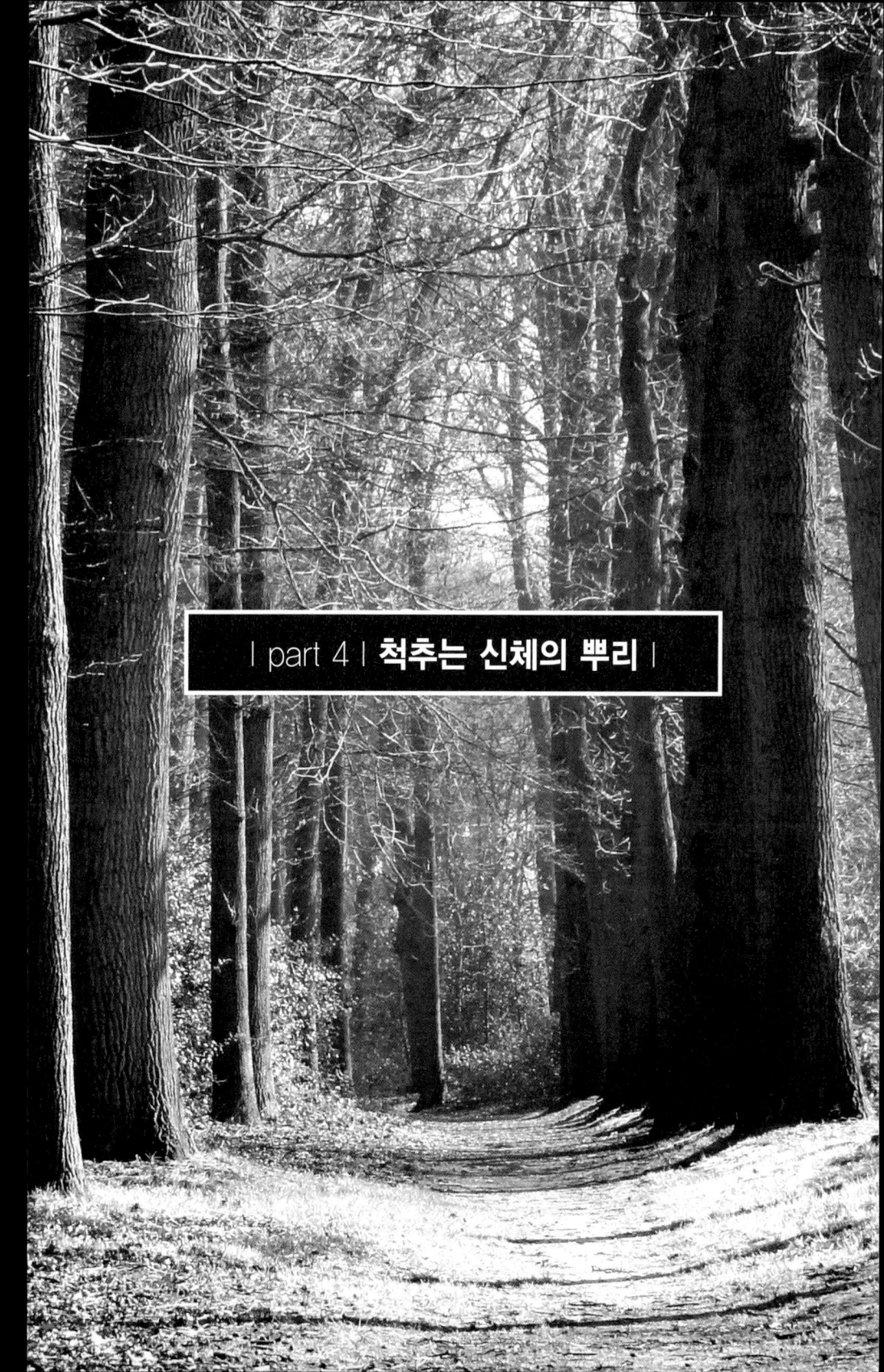
| part 4 | **척추는 신체의 뿌리** |

척추는 척추관 속의 척수, 즉 등골을 말하며 긴 원주(둥근 원모양)의 중추신경이다. 뇌와 척수는 하나로 연결되어 있으며 척수는 세 겹의 척수막(경막, 유막, 연막)으로 싸여 있다. 척수관 속에 척수가 들어가 있고, 이 척수는 뇌의 연속으로 제2요추골(명문혈)이 있는 데까지 내려와 있다.

척수로부터 좌우로 31쌍의 척추신경이 뻗어 있다. 척수신경 31쌍 중 하체와 연결되는 곳이 요신총경, 전신총경이다. 요신총경은 인체 내에 중추적인 역할을 하며 하중을 제일 많이 받는 곳이기도 한다.

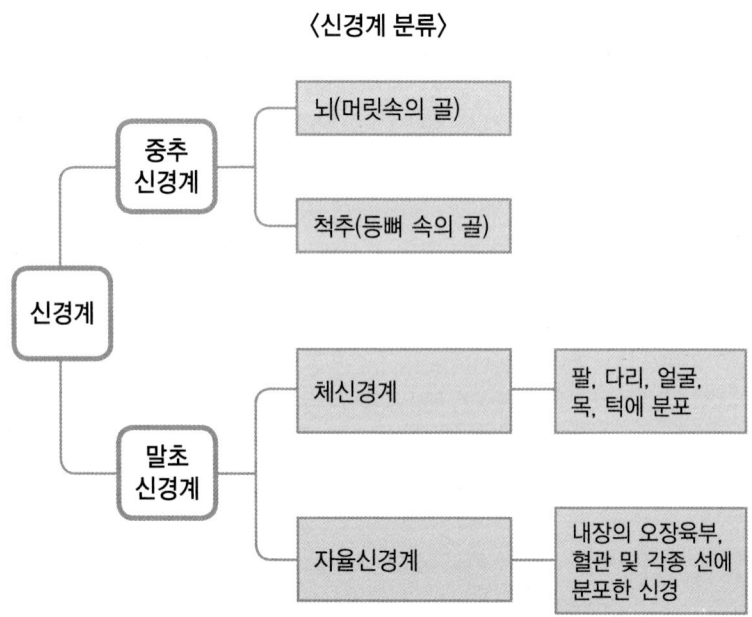

〈신경계 분류〉

신경계를 구성하는 신경조직은 고도로 이루어진 조직으로 실제로 반응을 받아 흥분 전도시키는 능력을 가진 신경세포와 이를 호응하는 신경교 세포로 이루어져 있다.

뇌와 척수는 두부모같이 부드러우며 세 겹의 뇌척수막에 둘러싸여 있다. 막과 막 사이는 뇌척수액이 가득 채워져 뇌와 척수가 물에 둥둥 떠 있는 형상이다.

체신경·자율신경은 뇌와 척수에서 나온다. 그러나 구조 자체는 뇌·척수와 전혀 다르다. 배드민턴 그물망을 연상하면 된다. 항간에는 말초신경을 심줄, 힘줄이라고 하는데 질긴 것을 뜻하는 것이다.

지구의 중력과 인체의 무게로 인하여 인체 내에 하중을 제일 많이 받는 곳이 골반과 요추 제5번 사이에 있는 추간원판이며, 그 다음으로 하중을 받는 곳이 요추 제5번과 4번 사이의 추간원판이다.

이와 같이 우리 몸에는 힘을 지탱해 주는 척추뼈가 있고 또한 의사 전달을 할 수 있는 신경계 계통으로 구성되어 있다.

〈척수신경의 분포〉

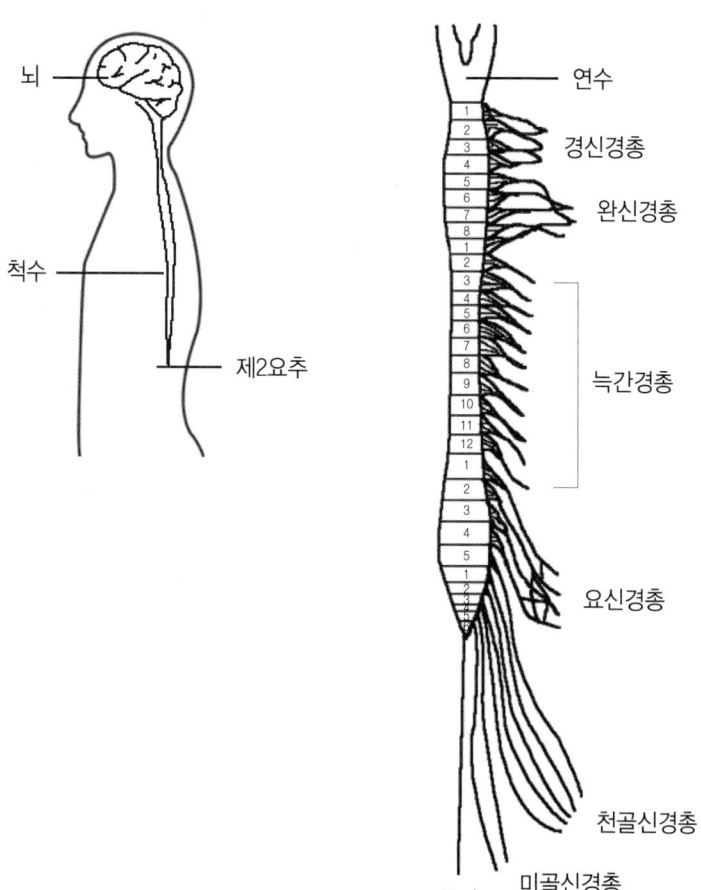

〈척추 극돌과 독맥 경혈〉

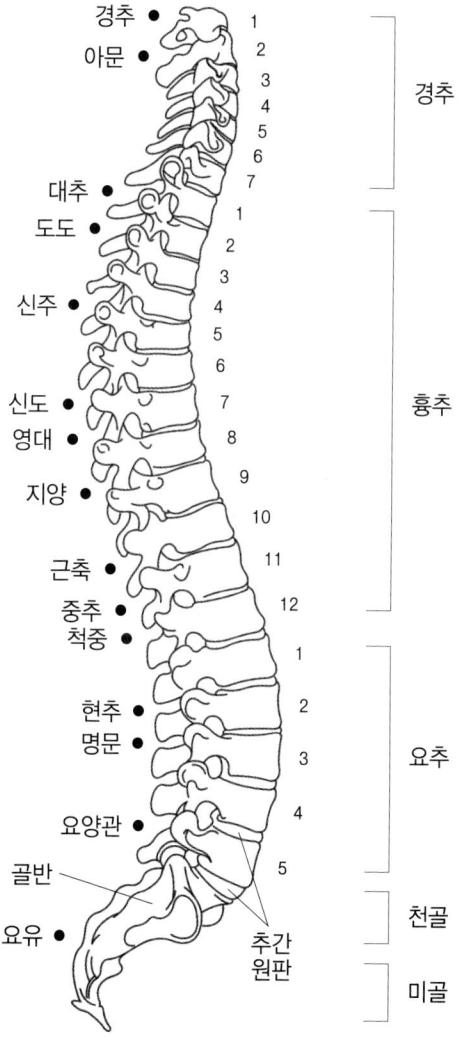

1. 척추와 질병과의 관계

　급변하는 시대에 맞추어 바쁘게 살다 보면 자신의 건강을 돌아볼 여유가 없다. 그렇게 생활하다 어느새 나이 50줄에 서 있게 되었다. 몸이 허약해지고 군데군데 쑤시고 정신 집중이 안 되어 불안해하고 또한 성기능이 저하되어 약을 복용하는 경우가 있다.
　이것은 자기 몸을 소홀히 하였기 때문에 오는 질병으로 특히 척추 부분에 이상이 생겨 오는 현상이다. 그러므로 척추를 바르게 하면 위, 내장 부분도 예방할 수 있다.

　척추질환, 디스크 환자 등 질병을 앓고 있는 사람은 성기능이 저하되는 게 대부분이다. 앞에서도 언급하였지만 도리두리 운동은 목의 안 쓰는 부위(혈관, 힘줄, 신경세포 등)를 자극하여 회생시킴으로써 목의 척추를 자연스럽게 연결해 주는 운동이다. 그러므로 뇌로부터 오는 따스한 체온으로 척추를 통하여 오르가슴을 유발하게 한다.
　이 운동은 엉덩이 부분(선추와 미추)까지 운동하므로 남성에게는 정력이 넘쳐흐른다. 반면 여성들은 몸이 꼿꼿해지며 운동 자세가 바르게 되며 자연스럽게 매끈한 몸매를 만들어 여성다

경추(목뼈)		
	관련 부위	증상
1번	뇌하수체, 교감신경계	고혈압, 감기, 신경질, 두통
2번	시신경, 청각신경	시력감퇴, 난청, 이명, 실명
3번	얼굴, 귀, 치아	여드름, 습진, 피부 질환
4번	코, 입술, 입	안면신경통, 비염, 편도선 질환
5번	성대, 혀	인후염, 쉰 목소리
6번	목 근육, 편도선	편도선 질환, 오십견, 어깨 결림
7번	갑상선, 전완(前腕)	감기, 갑상선 질환

흉추(등뼈)		
	관련 부위	증상
1번	식도, 손목, 손가락	천식, 호흡 곤란, 손의 신경통
2번	심장, 관상동맥	흉통, 심장 기능 장애, 기관지염
3번	폐, 흉부, 늑막, 유두	감기, 기관지염, 폐렴, 늑막염
4번	담낭, 총담관(總膽管)	담낭즙, 황달
5번	간장, 혈액순환	관절 질환, 저혈압, 빈혈
6번	위장	위궤양, 가슴앓이, 소화불량
7번	췌장, 십이지장	당뇨병, 췌장염
8번	비장, 횡경막	백혈병, 소장궤양, 딸꾹질
9번	신장, 부신	알레르기, 당뇨병
10번	신장	동맥경화, 만성피로
11번	신장, 요관	피부병, 여드름
12번	소장, 임파순환(淋巴循環)	류머티즘, 불임증

요추(허리뼈)		
	관련 부위	증상
1번	대장, 결장	변비, 설사
2번	하복부, 대퇴부, 맹장	경련, 신경쇠약, 맹장염

3번	성기, 난소, 고환, 자궁, 방광		유산, 월경 장애, 발기부전, 냉증
4번	좌골신경, 자궁		요통, 배뇨 곤란, 좌골신경통
5번	하지 순환, 발목, 발, 발가락		족냉증, 하지 순환 불량
천골			
	관련 부위		증 상
	방광, 항문, 생식기		하지 마비, 불임증, 생식기 질환
미골			
	관련 부위		증 상
	직장, 항문		치질, 치루, 탈장

워지므로 마음의 여유를 갖게 된다. 또한 혈액순환도 원활해져 신진대사가 활발해지고 따스한 체온이 몸을 보호해 주므로 여성의 피부미용에 더 없이 효과가 좋아 아름다운 미모를 갖추도록 도움을 준다.

2. 머리와 척추를 움직이는 근육

목운동은 어깨·등에 있는 근육들이 좌우 회전, 측굴(좌우로 돌림), 전굴(앞으로 구부림), 후굴(뒤로 구부림), 신전, 수축 등으로 목을 움직일 수 있고 몸통도 곧게 세운다. 즉 등과 목의 심부근육은 머리의 움직임을 돕고 척추를 곧게 세운다. 이에 속하는 근육은 다음과 같다.

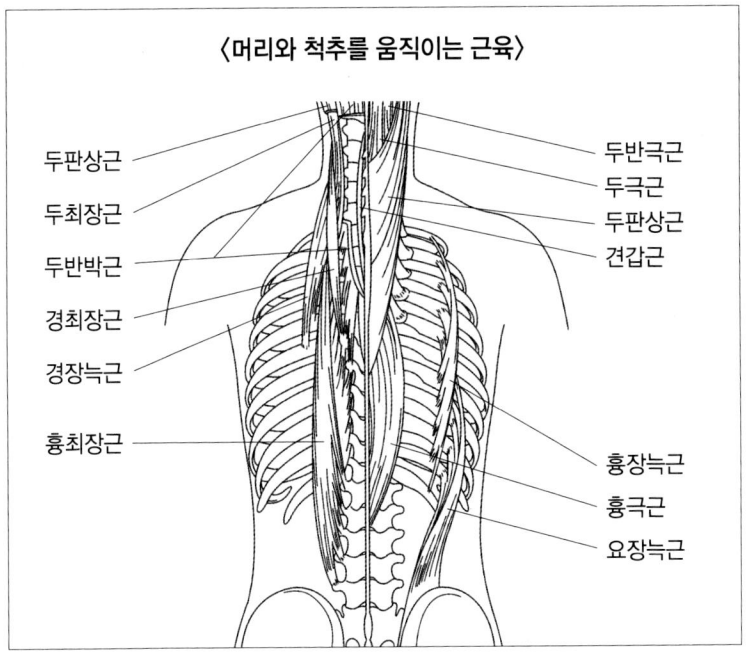

〈머리와 척추를 움직이는 근육〉

두판상근
두최장근
두반박근
경최장근
경장늑근
흉최장근

두반극근
두극근
두판상근
견갑근
흉장늑근
흉극근
요장늑근

분류	명칭	작용
머리와 척추를 움직이는 근육	흉쇄유돌근	머리를 한쪽으로 당기고, 목을 굴곡시키거나 흉골을 올림
	두판상근	머리를 회전시키고, 한쪽 방향으로 구부리며, 목을 신전
	두반극근	머리를 펼치고, 머리를 한쪽 방향으로 구부리거나 회전
	장늑근(외측)군	척주 요추 부위를 펼쳐짐
	흉장늑근	척주의 기립 상태를 유지
	경장늑근	경추를 펼쳐짐
	흉최장근	척주의 흉추 부위를 펼쳐짐
	경최장근	척주의 경추 부위를 펼쳐짐
	두최장근	머리를 회전, 신전흉극근척주를 펼쳐짐
	견갑근	척주를 펼쳐짐
	두극근	척주를 펼쳐짐
상지대(上肢帶)를 움직이는 근육	승모근	견갑골을 회전시키고, 올리고 내측으로 당기며 어깨를 아래쪽으로 당김
	삼각근	팔을 회전, 펼쳐짐, 굴곡

요즈음 버스나 지하철을 타면 스마트폰을 들여다보느라 고개를 푹 숙인 사람들이 많다. 이렇듯 스마트폰이 일상화되면서 목디스크 환자가 점점 늘어나는 추세이다.

장시간 목을 내민 채 고개를 숙여 스마트폰을 들여다보면 머리 하중을 분산시키지 못해 C자형 목뼈가 일자형이 되거나 거북목이 된다. 목뼈가 일자형이 되면 디스크에 상당한 압력이 가해져 디스크 주변 근육이 와해된다. 이런 자세를 오랜 기간 유지하면 디스크가 밖으로 밀려나와 주변 신경을 압박해 어깨와 손, 심지어 손가락에도 통증을 유발한다.

목디스크를 예방·완화하기 위해서는 틈나는 대로 도리두리 목운동을 천천히 해주거나 도깨비방망이로 어깨운동과 늑간운동을 하여 어깻죽지에 뭉쳐 있는 근육을 풀어주어야 한다.

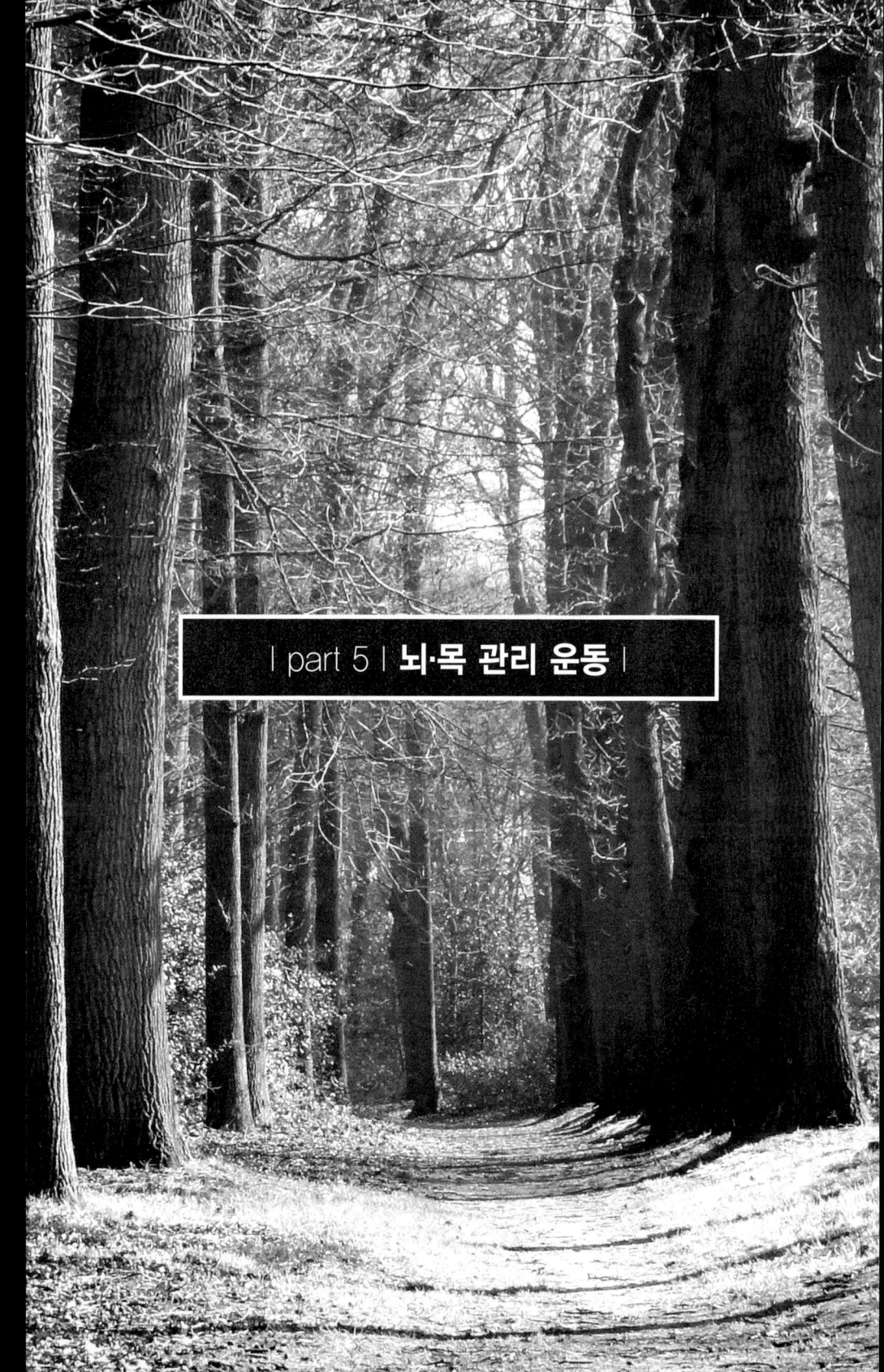

| part 5 | **뇌·목 관리 운동**

자기의 몸은 자기가 예방하는 것이 제일이다. 몸이 긴장하면 만병의 근원이 된다. 그래서 혈압이 오르면 자연스레 목과 어깨를 주물러주는 것이다.

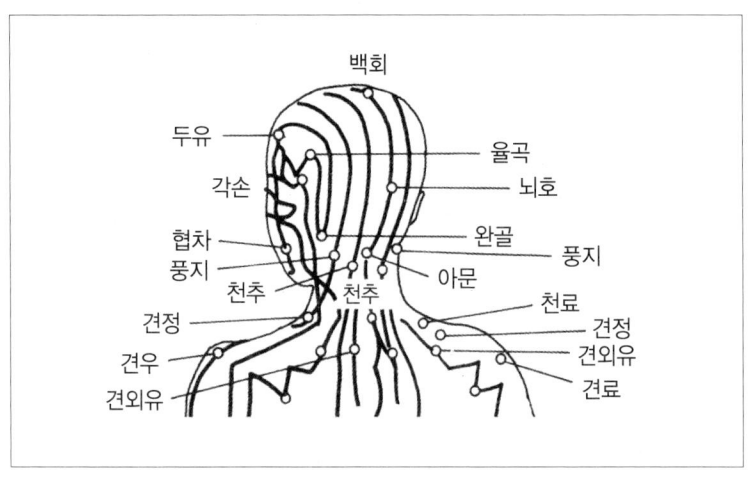

건강은 건강할 때 지키라고 했다. 그 누구도 건강을 자신할 수 없다. 거듭 강조하지만 예방이 최우선이라는 사실을 꼭 명심하기 바란다.

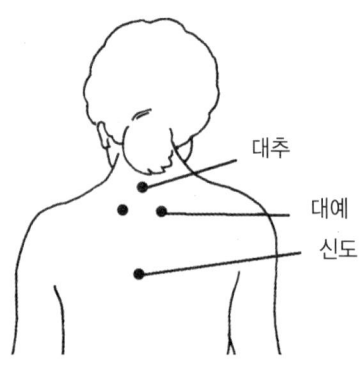

1. 잠자는 뇌를 깨우자

사람의 뇌는 약 1,000억 개의 다극성 뉴런(Multipolar neuron)과 셀 수 없이 많은 축삭의 가지들로 구성되어 있다. 무게는 약 1,100~1,700g 정도로 인체의 3%밖에 차지하지 않으나 뇌의 활약상은 무궁무진하다.

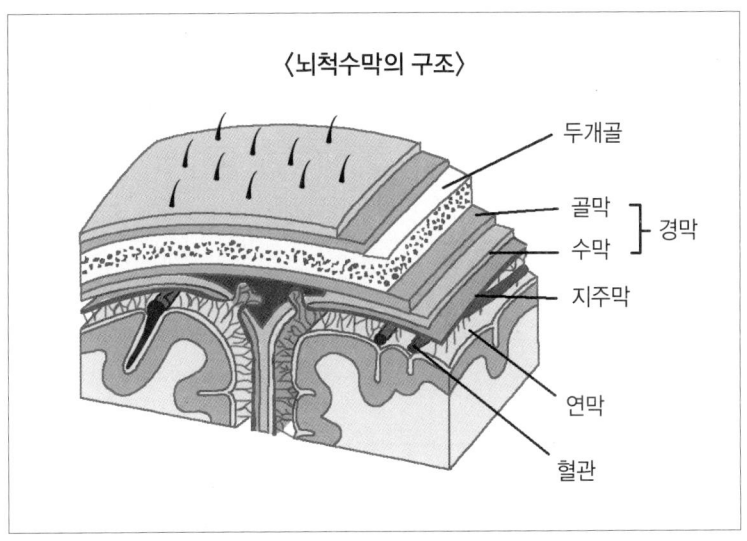

〈뇌척수막의 구조〉

뇌는 대뇌, 중뇌, 소뇌, 간뇌, 연수로 구성되며 본능적인 생명활동에서 인지, 감정, 기억, 학습(운동)하는 인체의 핵심이다. 또한 목, 척추연결 신경세포로 가장 복잡한 구조물이라고 언급할 만큼 섬세한 세포로 이루어진 기관이다.

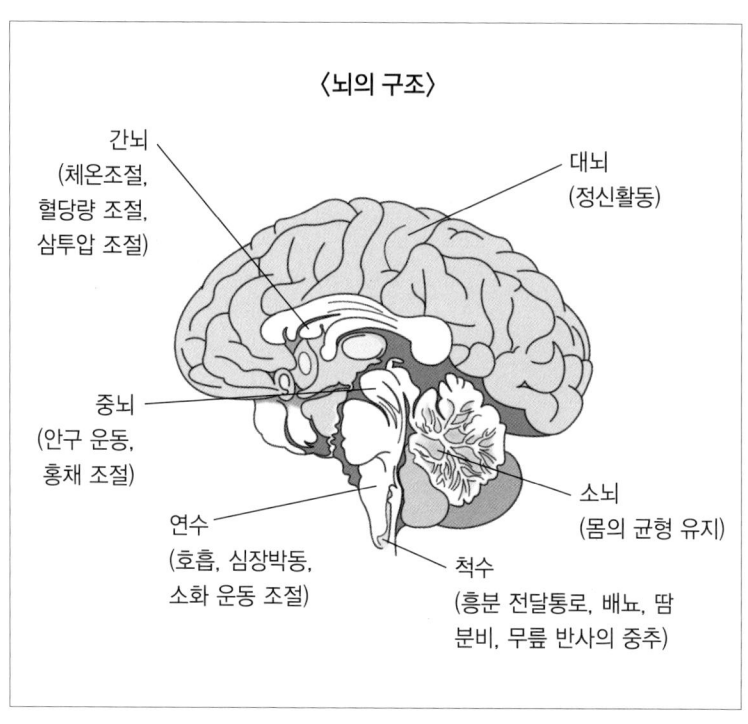

인간은 태어날 때 약 10조 개의 뇌세포를 가지고 태어나지만 나이가 들수록 전두엽과 후두엽은 위축되고 뇌실은 커지며 그에 따라 뇌세포는 매일 죽어가고 있다. 일단 뇌세포는 다시 재생이 안 되며 남아 있는 뇌세포를 얼마나 건강하게 유지하느냐가 중요하다(KBS, 생로병사의 비밀).

인간은 무한정 뇌세포를 가지고 태어나지만 유년 시절, 성장기를 거치면서 뇌세포는 파괴되어 죽어가고 있다. TV 방송 중에 '뇌를 살릴 수 있습니까?'라는 프로가 있었다. 세 명의 박사는 뇌세포를 살릴 수 있다고 했다.

인간의 뇌는 20세 때부터 노화가 시작된다. 흡연, 음주, 신경 쇠약, 과로, 영양부족, 수면부족, 스트레스 등이 뇌 손상의 요인이다. 나이가 들면 뉴런(Neuron)과 뉴런 사이를 연결해 주는 새로운 시냅스의 생성이 어려워 기억력 저하가 생기는데 이 역시 노화현상으로 심각하게 여길 필요는 없다. 기억세포 한 개는 여러 개의 신경돌기를 만들어 기억세포를 대신할 수 있기 때문이다. 그러므로 뇌세포를 극대화시키고 손상을 줄이는 방법은 생활습관, 식습관을 개선하고, 뇌세포 재생을 돕는 적절한 뇌운동을 하여 기억력을 높여주는 것이다.

뇌를 살릴 수 있는 방법은 다양하지만 운동으로써 목과 연결되는 뇌와 척추 신경세포를 자극하여(뇌의 활력소) 뇌의 감정, 학습, 기억 등을 떠올릴 수 있게끔 유도하고 뇌의 파괴를 막을 수 있지 않을까 생각한다.

'뇌를 자극하면 인간의 수명도 길어진다(조선일보, 2010년 11월 16일자)'는 연구결과가 나왔다. 이러한 점을 보았을 때 도리두리 운동은 수명을 연장해 줄 뿐만 아니라 질병을 예방하고 생각, 감정, 기억(학습), 자신감을 북돋아줄 것이다.

2. 운동은 불로초

목에는 중추신경계, 말초신경계가 형성되어 있고, 심장에서 뇌로 가는 중요한 혈관(동맥, 정맥)들이 있다. 또한 인체 내에 음식물 통로 역할도 겸하면서 식도(食道), 기도(氣道)가 지나간다.

또한 음식물을 삼켜 각 인체 내에 영양분을 공급하는 1차 통로이기도 하며 뇌, 척추(경추골), 눈, 코, 입(치아), 귀에 예민한 신경세포와 얼굴 근육, 목·어깨 근육, 혈관과 근육, 심줄로 뭉쳐져 있는 매우 중요한 곳이기 때문에 조심스럽게 다루어야 한다. 목은 상하좌우로 움직일 수 있으므로 목에 무리가 가지 않도록 천천히 운동하면 몸 전체를 컨트롤하며 각종 성인병, 질병을 예방하고, 뇌·척추 관리에 도움이 된다.

목이 쇠약해진다는 것은 몸 전체가 쇠약하다는 뜻이다. 또한 도리두리 운동을 지속적으로 하면 눈, 입, 귀, 그리고 머리가 맑아지는 것을 체험하게 될 것이다.

인체는 하나로 모두 연결되어 있다. 그래서 목의 컨디션과 코의 컨디션이 인체의 지배자라 할 수 있는 두뇌 컨디션이라고도 할 수 있다. 그래서 목 운동만 열심히 해도 성인병 등을 예방할 수 있다.

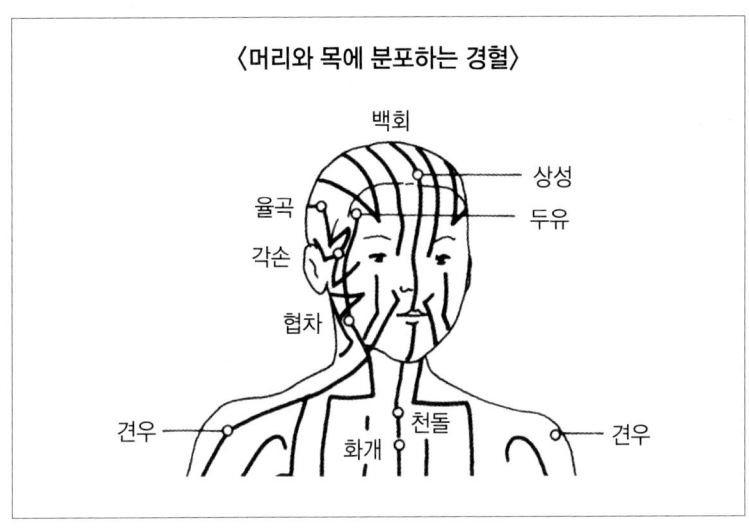

도리두리 운동은 굳은 몸을 풀어주면서 몸에 좋은 기(氣)를 불어넣어 뻣뻣했던 목을 풀어준다. 뭉쳤던 목이 풀리면 하루 종일 힘차게 활동할 수 있다.

이 운동은 바쁜 현대인들이 잠자리에서 일어나 앉은 후 바로 그 자리에서 할 수 있는 아침운동일 뿐 아니라 저녁운동으로도 적당하다. 또한 앉아서 하는 운동이므로 휠체어를 타고도 가능하며, 근무 중 의자에 앉아서 해도 된다.

무엇보다 밤늦게까지 공부하는 학생들에게 좋다. 목운동을 하다 보면 정신이 맑아지고 눈의 피로도 풀린다. 또한 집중력이 높아져 학업 성적에도 많은 도움이 되리라 본다.

사람의 목은 단 하나뿐이다. 눈, 귀, 콧구멍, 양 어깨, 손과 발 등 모든 척추동물은 좌우로 대칭을 이루면서 2개의 짝을 이루지만 목은 오직 하나이다. 물론 그것 말고도 인체에서 중요한 역할을 하는 부위는 하나라는 사실을 알아야 한다. 이렇게 신비한 구조를 가진 인체를 잘 관리한다면 만병의 근원을 예방할 수 있고 활기찬 건강 100세를 보장할 수 있다.

목은 가늘지만 머리와 몸을 연결하여 주는 역할을 하기 때문에 목을 중요하게 다스리지 않을 수 없다. 만약 목이 부실하다면 몸과 머리가 따로 놀 것이다. 그러면 뇌에서 몸에 전달이 안 되어 부작용이 생기고 질병이 생길 것이다. 그만큼 목의 기능은 매우 중요하다.

그 옛날 진시황제가 사람을 시켜서 불로초를 구해 오라고 하였는데 과연 실제로 불로초가 존재하였는가?

그러나 필자는 불로초가 있다고 생각한다.

"모든 것은 마음먹기에 달렸다"라는 옛말을 상기해 보면 알 수 있다. 즉, 이 말은 자기의 마음속에 불로초가 있다는 것과 일맥상통한다. 그래서 마음만 굳게 먹으면 몸 안에 있는 혹도 제거할 수 있다고 생각한다.

물론 아무런 행동을 취하지 않고 두 손 놓고 마음만 단속하라는 것은 아니다. 할 수 있는 데까지 최선을 다하고 마음을 가다듬어야 당신이 원하는 불로초를 구할 수 있다.

병은 누구에게나 온다. 하지만 어떤 사람은 건강하게 장수를 누리는 반면에 평생 골골하다가 세상을 마감하는 사람도 있다. 밥 세끼 똑같이 먹고 주어진 여건에서 더불어 살아가는데 왜 그럴까? 이유는 분명하다. 선천적으로 약골로 태어나지 않은 이상 병이 오기 전에 예방을 게을리했기 때문이다.

대부분 연약한 환자들은 목을 좌우로 잘 돌리지 못하고 약간씩 옆을 보면서 앞을 본다. 환자가 평상시 운동을 게을리했다는 증거이다.

하지만 상하좌우 잘 돌리고 허리운동을 하여 허리가 꼿꼿이 선다면 이러한 컨디션이 저하되지 않게끔 아침에 도리두리 운동을 하고, 하체운동(걷기, 조깅 등)을 하자. 도리두리 운동과 하체운동을 병행한다면 모든 질병을 퇴치할 수 있다고 본다.

아무리 귀찮고 힘들어도 마음의 짐을 떨쳐버리고 도리두리로 꾸준히 운동을 하다 보면 몸이 건강해져 가정의 행복, 사회의 인간관계가 원활해져 신뢰와 존경받을 수 있는 사회의 역군이 되리라 믿는다.

3. 건강을 위하여 금연은 필수

폐는 주로 담배를 많이 피워 상하게 된다. 그래서 결핵환자에게 가래가 많이 나오는 것이다. 결핵환자에게는 잠복균이 있고 대화나 기침을 통해 균을 옮긴다. 결핵균은 공기에 의해 감염되고 합병증을 유발할 수 있다(폐암, 간암, 당뇨 등).

선천적으로 폐기능이 약했다든가 다른 이유로 질병이 심하게 걸렸을 때는 오랜 세월 자기 몸을 소홀히 하였다는 것이다. 운동으로 하루아침에 좋아지는 것이 아니다.

도리두리 운동 3, 4, 5, 6, 7, 9번을 꾸준히 해주면 폐에 좋다(3번 운동은 아래쪽으로 내릴 적에 가슴에 힘을 주고 고개를 완

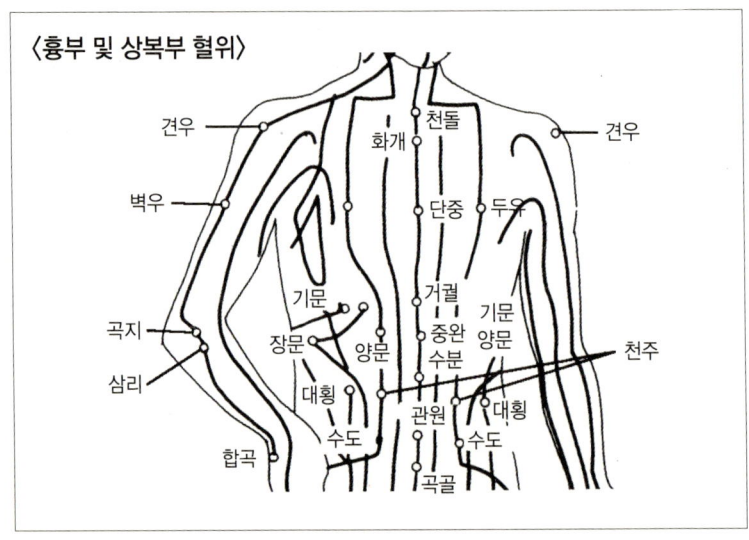

전히 아래로 내린다. 9번 기운동은 별도로 운동하여 뇌, 폐활량을 늘리는 것이 좋다).

이러한 운동은 폐기능을 활성화하여 튼튼한 편도선으로 면역을 높여 각종 유해물질로부터 건강을 지킬 수 있도록 한다.

금단현상 때문에 못 끊는 사람, 직장상사에게 스트레스를 받을 때, 일이 너무 힘들어 휴식할 때, 남들이 피울 때 한 대만 하고 피우는 사람, 습관적으로 입이 허전하고 답답할 때, 의지가 약하거나 화가 나서 등등의 핑계를 대며 담배를 끊지 못하는 사람에게 권한다.

목 주위에 침 놓는 자리이다. 광경근육이 있으며 흉세유돌근의 앞쪽 가장자리와 갑상연골의 접촉 부분이다.

앞쪽 가장자리와 갑상연골 접촉 부분이다.

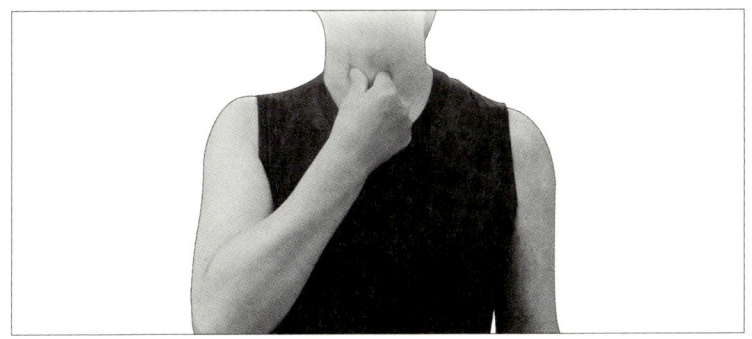

목젖 아래에 엄지와 검지를 갖다 댄다.

목젖 아래에 엄지와 검지를 갖다 댄 다음 좌우로 천천히 흔들어준다. 따끔따끔하고 소름 끼칠 정도로 목이 아플 것이다. 흡연으로 인해 기관지 상태가 좋지 않다는 증거이다. 환절기 때만 되면 남들보다 쉽게 질병(감기, 두통 등)에 잘 걸리며 또한 비흡연자보다 증세가 심하며 오래간다.

손가락 엄지와 검지로 목젖 아래를 흔들어준다던가 또는 꾹꾹 눌러서 따끔따끔한 곳을 1~20회 정도 해주면 성대, 음성이 좋아지며 담배 때문에 생긴 남과의 대화에 지장을 주는 입냄새도 예방된다(체질에 따라 다를 수 있다).

담배가 몸에 나쁘다는 것을 모르는 사람은 없을 것이다. 이번 기회가 100세 건강을 위해 금연하는 계기가 되길 바란다.

아침에 이 운동을 하고 출근하면 하루 내내 몸과 마음이 상쾌할 것이다. 도리두리 운동은 아침운동으로 스트레칭하는 운동으로 다른 운동과 병행해도 좋다.

〈도리두리 운동과 함께 집에서 할 수 있는 간단한 하체운동〉

- 서 있는 자세에서 발 사이를 어깨 넓이만큼 벌린다.
- 어깨 넓이만큼 벌린 자세에서 히프를 조금 내린다.
- 히프를 내리면서 두 팔을 뒤쪽으로 저으며 스키를 타는 것처럼 히프와 동행한다.

- 이때 히프를 내리면서 무릎을 모으고 앉았다 일어섰다를 반복한다.
- 20～30회, 30～40회 반복하면 좋다.

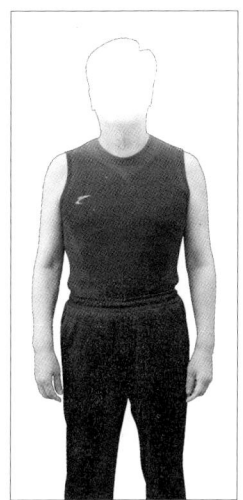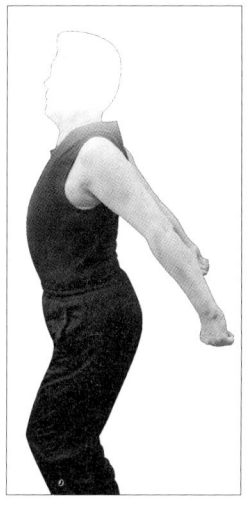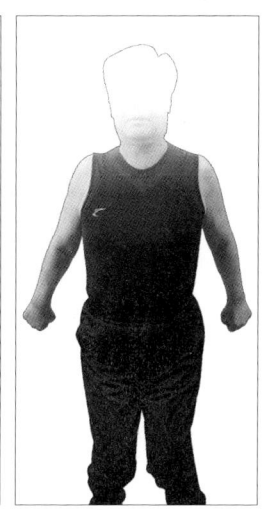

 또한 어깨 넓이만큼 발을 벌린 자세에서 히프를 내릴 적에 가슴은 일직선으로 내려오면서 히프를 뒤쪽으로 쭉 빼고 허리운동도 겸한다. 노약자가 이 운동을 할 때는 부동적인 물체를 잡고 하길 바란다.
 하체운동으로는 걷기, 조깅, 달리기(마라톤), 등산, 자전거 타기 등이 있으며 여러분의 상황이나 몸 상태에 맞게 선택하면 된다.

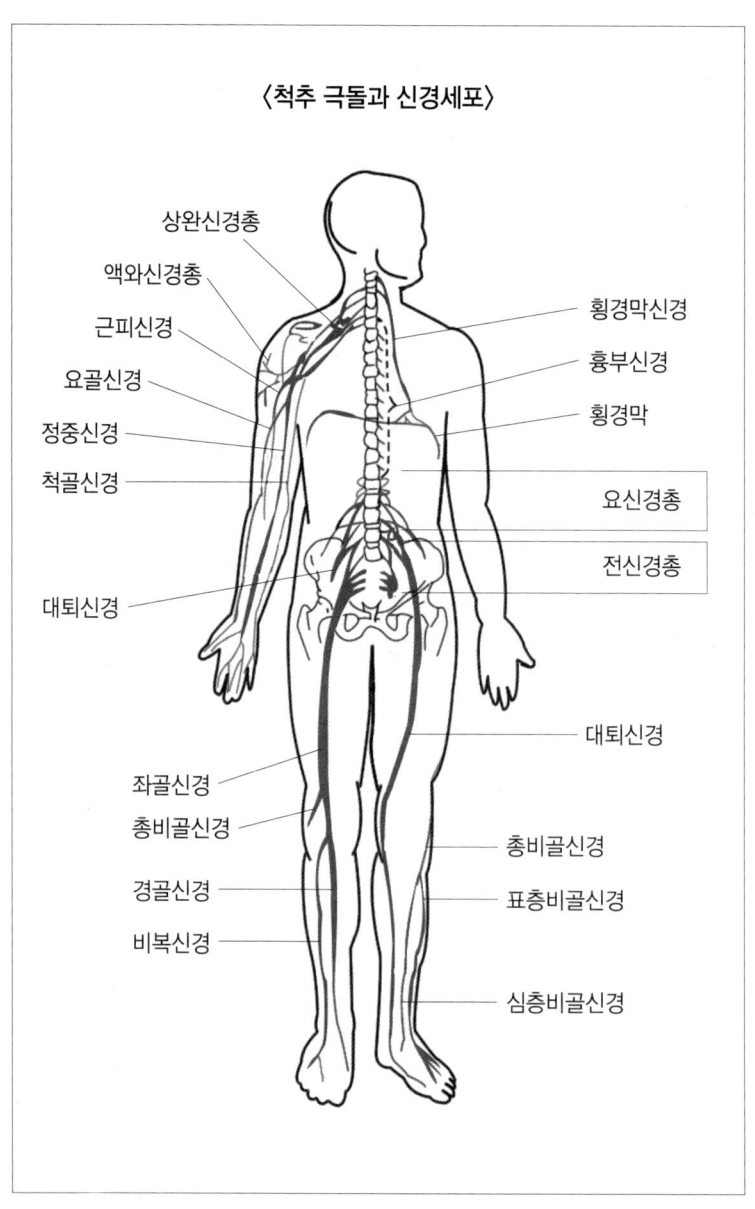

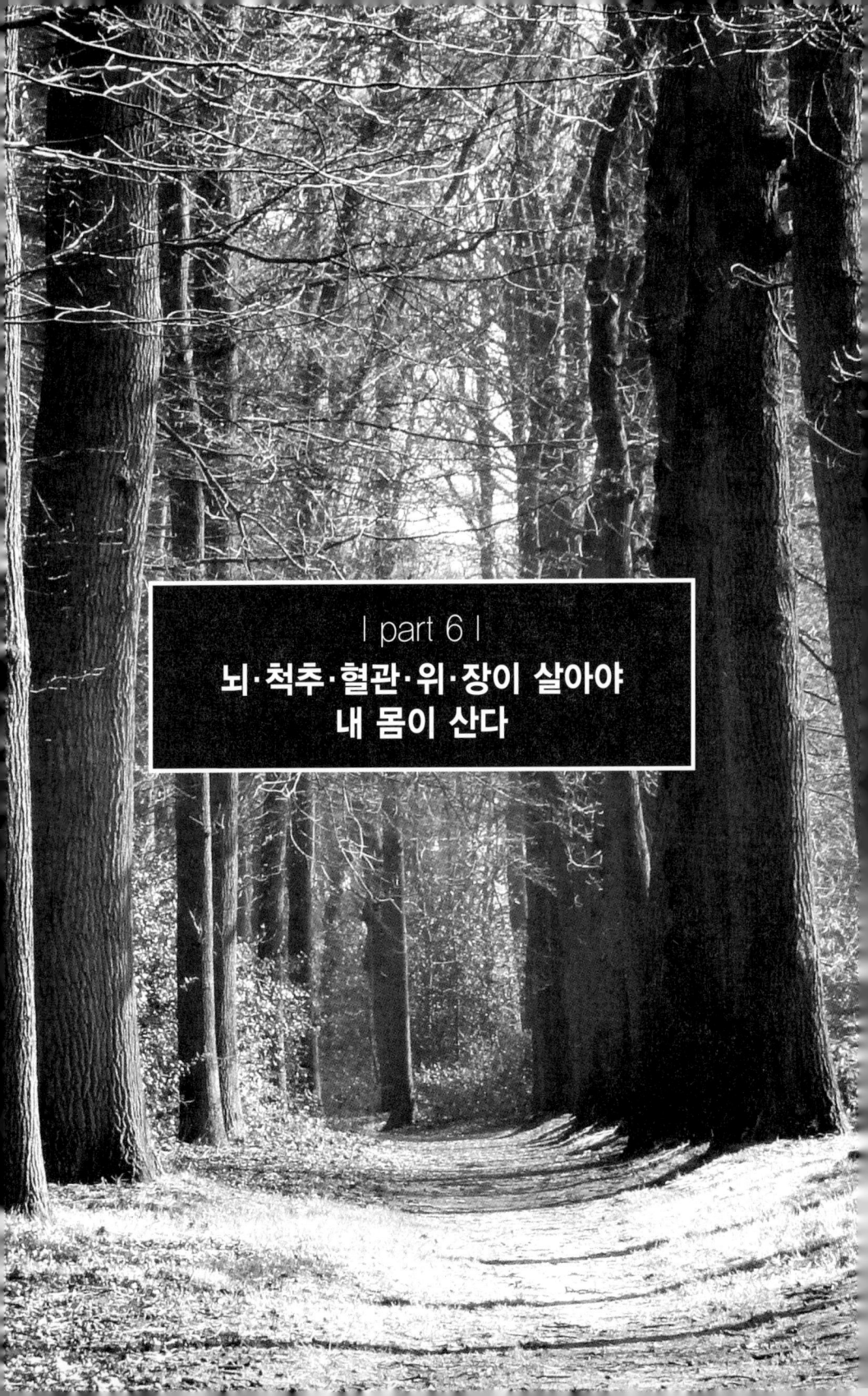

1. 호흡법

현대인은 막연히 맑은 공기가 좋다는 것은 알고 있지만 인체에 얼마나 좋고 중요한지는 모른다. 맑은 공기를 무한정 들이마시고 그냥 뱉으며, 호흡의 중요성을 모른 채 무관심하게 호흡하며 살아간다.

호흡을 통해 마음과 몸을 다스리려면 출식(出息)과 입식(入息), 즉 내뿜는 숨을 길게 하고 들이마시는 숨을 짧게 하는 것이 다스림의 근본이라고 했다.

경쟁시대에 살고 있는 현대인들은 정신적·육체적 균형이 깨져 피로, 초조, 불안, 망상 등에 시달리게 된다. 그 결과 자연스런 호흡 리듬이 깨져 질병으로 이어지게 된다.

가능한 호흡법을 보행하면서 출식장(出息長), 입식단(入息短)을 하자. 배를 당기면서 숨을 길게 밑으로 내쉬면 몸 안의 압력이 현저히 낮아지면서 코를 통한 호흡이 순조롭게 된다.

어릴 때부터 입을 다물고 코로 호흡하는 요령을 익히며 길을 걸으면서 책을 읽거나 공부할 때 등 자연적으로 몸에 호흡하는 요령이 습관화되면 취침 시 똑바로 누운 상태로 잠을 잘 수 있다.

통즉불통 불통즉통(通卽不痛 不通卽痛)

천기가 사람의 몸과 마음으로 이어져 통하면 아프지 않고, 통하지 않으면 아프다는 뜻이다. 예로부터 하늘은 양이며 땅은 음이라고 했다. 세계는 양과 음이 천지조화를 이루고 그 안에서 인간이 살아간다. 코는 하늘의 기를 받아들이는 문이며 입은 땅으로부터 인간이 생존할 수 있는 혈을 받아들이는 문이라고 했다. 따라서 코가 막힌다는 것은 하늘과 통하는 문이 닫히는 것과 같다.

호흡을 통해 뇌에 산소를 공급하여 생각하고, 보고, 듣고, 만지는 등의 감각을 뇌에서 받아들여 몸 곳곳에 전달하여 소통이 원활하게 이루어질 수 있도록 해야 한다.

코(비장)에는 일부가 모기장의 그물망처럼 처져 있고 상중하의 비갑개로 되어 있다. 호흡은 숨을 쉬며 냄새를 맡으며 공기와 온도·습도를 폐에 무리가 가지 않게 부드러운 막에서 유해물질(세균, 바이러스 등)을 걸러주는 역할을 한다.

코에 발생하는 질병을 치료하지 않으면 두고두고 후회하고 평생 코와 싸워야 한다. 약으로 치료하든 의술로 치료하든 호흡운동을 하든 민간요법을 활용하든 비후성비염, 비염, 알레르기 등 코의 질병만큼은 꼭 고쳐 학생 때부터 뇌를 맑게 하여 학업에 집중할 수 있게 도움을 줘야 한다.

　호흡을 방해하는 시간이 장시간 지속될 경우에는 뇌(생각, 감정, 기억 등)의 활동이 둔화될 수 있다. 짧게는 수년, 길게는 수십 년 동안 코의 호흡으로 인해 성격, 생활습관, 잇몸의 변화에 따라 얼굴 모양이 변형될 수 있고, 또한 정신이 맑지 못해 타인과의 대화에서 화를 잘 낸다든가, 짜증을 낸다든가, 생각에 따라 오판하는 경우가 있다.

　코가 막히면 일에 집중하기 어렵고 피로와 불쾌감이 따르게 된다. 호흡을 방해받는 시간이 길어지면 산소 부족, 고혈압, 동맥경화, 코골이, 기억력 쇠퇴, 집중력 저하 및 뇌의 활동이 둔화될 수 있다.

　호흡장애가 발생하면 기도의 점막이 순조롭지 못해 코에 신경이 쓰이게 되고, 정신집중이 잘 안 되고 업무에 크고 작은 차질을 받게 되며, 공부하는 학생들은 학습 능력이 떨어져 정신적으로 스트레스를 받게 된다.

　정신을 맑게 해주는 데에는 호흡이 중요하며 코의 호흡은 출식, 입식법이 으뜸이라 할 수 있으므로 꾸준히 하도록 하자.

2. 뇌가 살아야 내 몸이 산다

얼마 전 신문에서 '① 뇌가 살아야 내 몸이 산다, ② 척추가 살아야 내 몸이 산다, ③ 혈관이 살아야 내 몸이 산다, ④ 위가 살아야 내 몸이 산다, ⑤ 장이 살아야 내 몸이 산다'는 내용의 책 광고를 본 적이 있다.

인체는 뇌에서부터 기억, 학습, 감정 등을 전달하여 체세포에 영향을 미치고 인체 내에 골고루 전달함으로써 건강을 유지한다.

몇 년 전까지만 해도 나이가 들수록 뇌세포는 퇴화한다고 했다. 그런데 최근 발표된 연구에 따르면 뇌는 계속 새로운 신경세포를 생성하며, 노년에도 뇌를 개발할 수 있다고 한다. 따라서 꾸준한 운동이나 취미활동을 하면 뇌 활동이 활발해져 뇌세포가 생성될 가능성이 크다고 하겠다.

뇌는 지속적인 자극을 통해 계속 생성 개발된다. 그러므로 오감 자극 운동과 휴식, 올바른 식습관을 체득하면 나이를 먹어도 왕성한 뇌 기능을 유지할 수 있다.

〈신문의 어느 책 광고에서, 세계적인 두뇌개발 전문가 토니 부잔〉

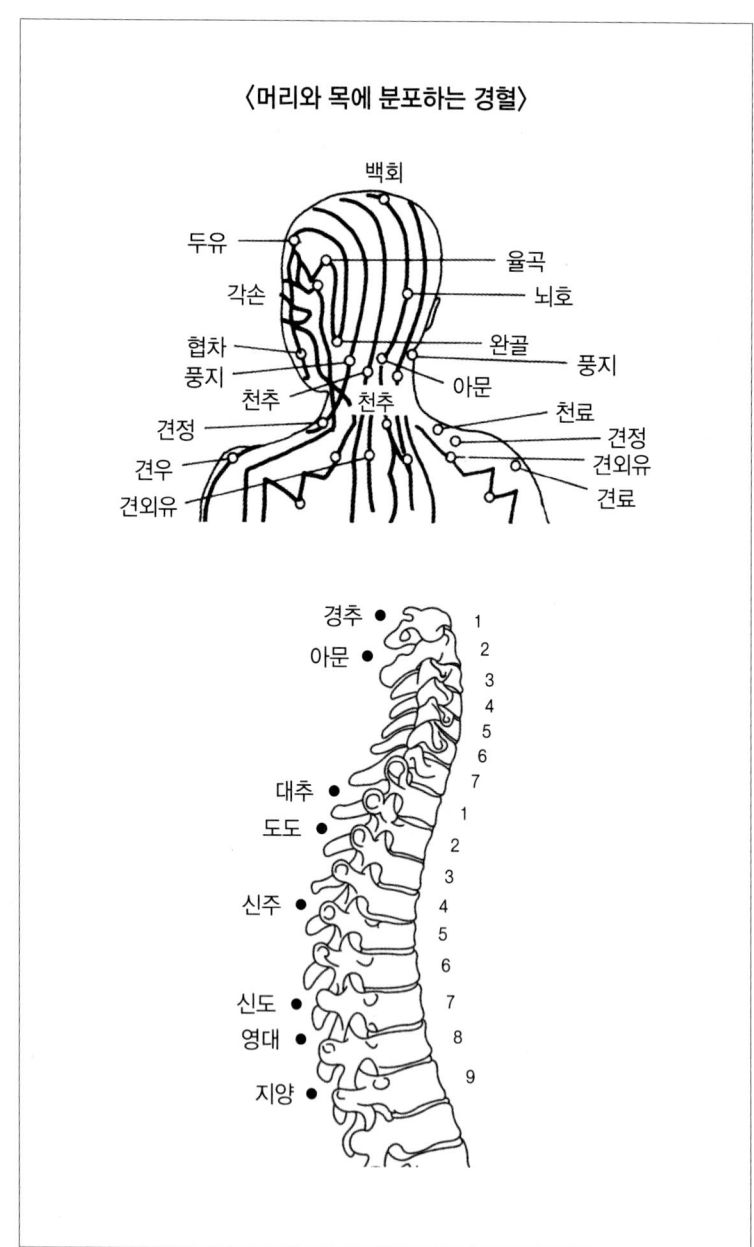

3. 척추가 살아야 내 몸이 산다

도리두리 목운동 3번, 8번과 베개운동을 함으로써 척추를 바르게 교정한다.

척추질환을 고치려면 시술 못지않게 운동이 중요하다. 근본

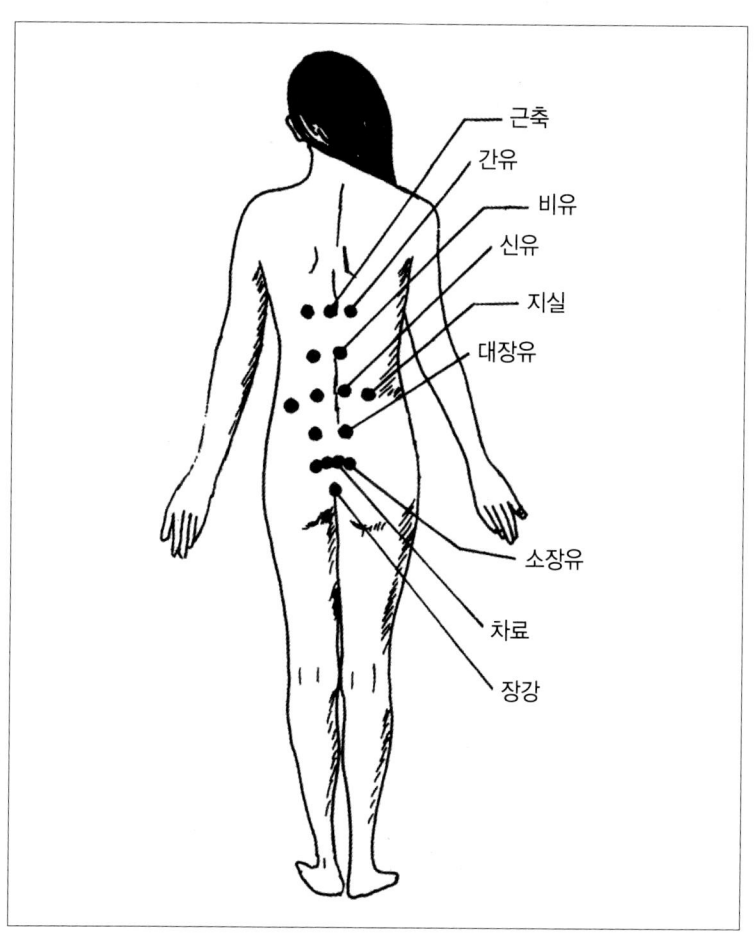

적으로 치료할 방법은 운동뿐이라는 말이 있듯이 척추질환자 중 시술이 필요한 사람은 30~50%뿐이고 대부분 운동 부족으로 발생하는 경우이다.

척추운동을 하면 척추 주변 근육(코어 근육)의 힘이 강해져 척추 디스크 신경 등에 가중되는 힘을 분산시킬 수 있다. 척추 주변 근육이 강화되면 척추 사이의 공간이 확장돼 삐져나온 디스크가 원상태로 돌아갈 수 있다고 한다.

강력한 코어 근육이 척추를 지탱하면 디스크에 가해지는 압력이 현저히 줄어든다. 도리두리 도깨비방망이를 척추(요추, 골반, 늑골, 어깨) 부분에 대고 운동을 하면 코어 근육이 강해져 주변으로 가는 신경세포 및 혈액이 원활하게 흘러 세포를 재생시키고 염증 같은 물질을 없애는 데 도움이 된다. 도리두리 운동은 척추에 발생하는 질환을 예방하는 데 으뜸이라 할 수 있다.

4. 혈관이 살아야 내 몸이 산다

심장병 환자는 운동을 통해 재발, 악화 또는 사망률을 낮출 수 있다. 그런데 운동은 필요악이라며 등한시하여 병을 키우는

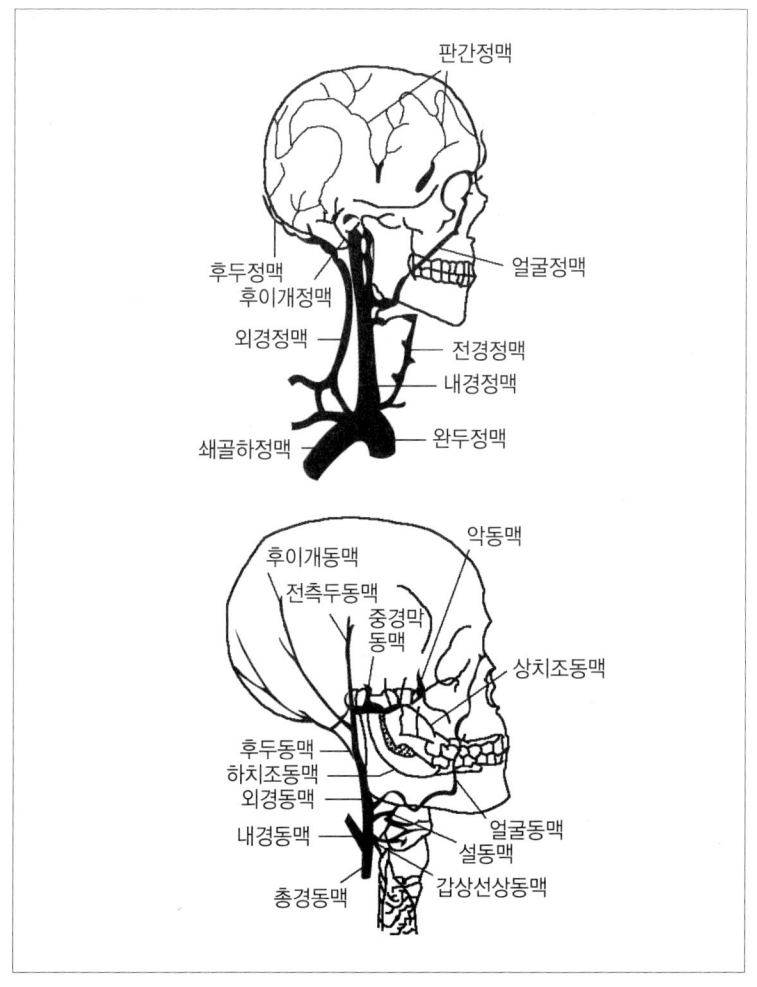

사람도 있다.

많은 사람들이 유산소 운동(조깅, 줄넘기, 수영 등)보다 근력 운동이 심장에 무리를 가중시켜 하면 좋지 않다고 하는데 잘못된 이론이다. 가벼운 근력 운동(아령, 맨손체조, 짐볼 등)은 심장의 근육, 실핏줄을 발달시켜 주므로 심폐기능이 강화되어 심장이 충격에 잘 버티게 해준다.

심근경색, 부정맥, 협심증, 심근병증, 심장판막질환, 심부전을 앓고 있는 환자들도 운동을 해야 심장혈관이 확장되고 심장에서 항산화 효과를 내는 호르몬이 생성된다. 또한 꾸준히 운동을 하면 심폐기능이 강화되고 콜레스테롤 수치가 낮아지며 체중조절에도 효과를 볼 수 있다. 만성염증과 콜레스테롤 수치를 낮춰주며, 체중조절과 심폐기능 강화 효과가 있다.

일주일에 4~5일, 하루 30분

운동 중 갑자기 심장이 두근거리고 어지럽거나 메스꺼우면 운동을 멈추고 휴식을 취해야 한다. 그래도 증상이 계속되면 병원에 가야 한다.

5. 위가 살아야 내 몸이 산다

건강하게 오래 살기 위해서는 무엇보다 꾸준하게 운동을 하면서 먹은 음식을 잘 소화하여 우리 몸에 필요한 영양분을 골고루 흡수시키는 것이 중요하다. 그래야 건강한 에너지를 얻을 수 있다. 아무리 좋은 보약을 먹어도 몸 안에서 소화되지 않으면 무용지물이 된다.

질병을 약으로 치료하는 것보다 도리두리 7번, 8번 배(혁대) 운동을 함으로써 위의 점막을 튼튼하게 할 수 있다.

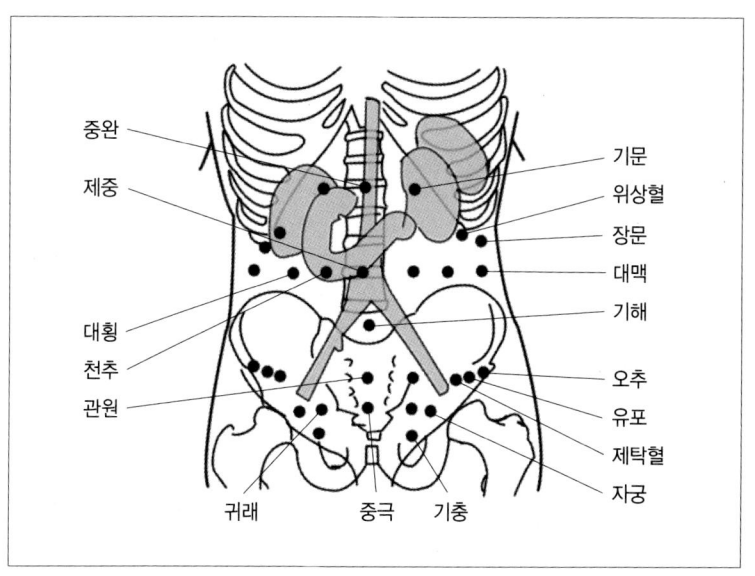

6. 장이 살아야 내 몸이 산다

　도리두리 7번, 8번 혁대운동을 함으로 위와 장이 튼튼해져 상하 배운동을 통하여 소화기관에 막힘없이 소화가 잘되어 오장육부를 튼튼하게 하며 변비가 사라지고 황변을 보게 될 것이다.

훌라운동(8번)
　남성과 여성의 골반에 있는 장기(방광, 전립선, 요도, 직장 등)를 튼튼하게 하는 운동이다.

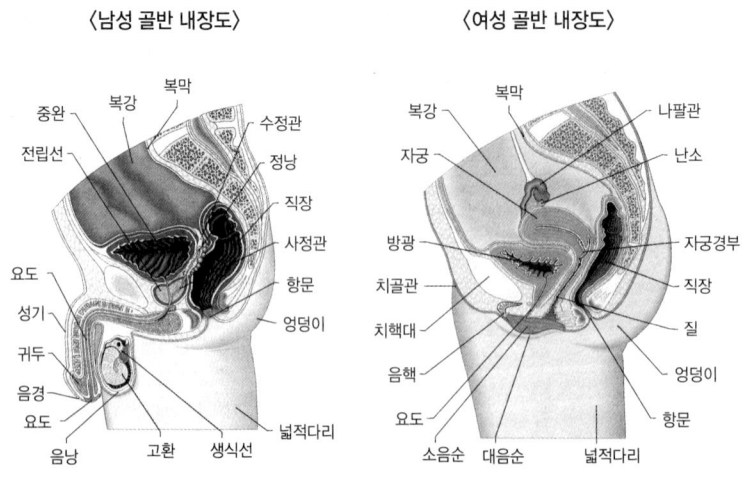

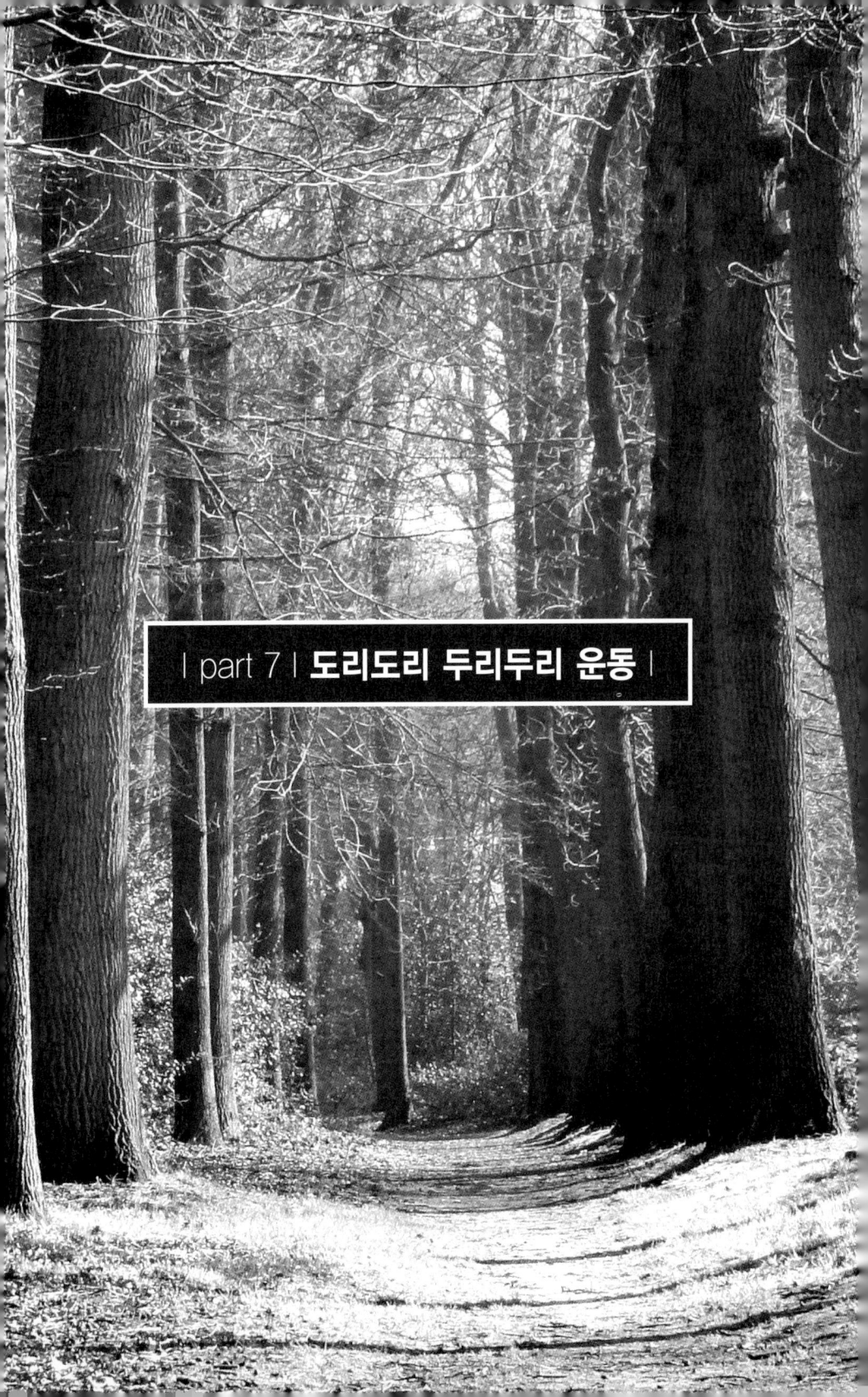

도리도리 두리두리 목운동은 모두 11가지 운동으로 구성되어 있다.

1) 도리도리 좌우 목운동
2) 두리두리 좌우 목운동
3) 목운동
4) 수영-평형운동
5) 가슴운동
6) 수영-접영운동
7) 훌라운동(장운동)
8) 허리·배운동
9) 기 운동
10) 목 젖힘 운동
11) 기도(합장)

〈도리도리 두리두리 운동 자세〉

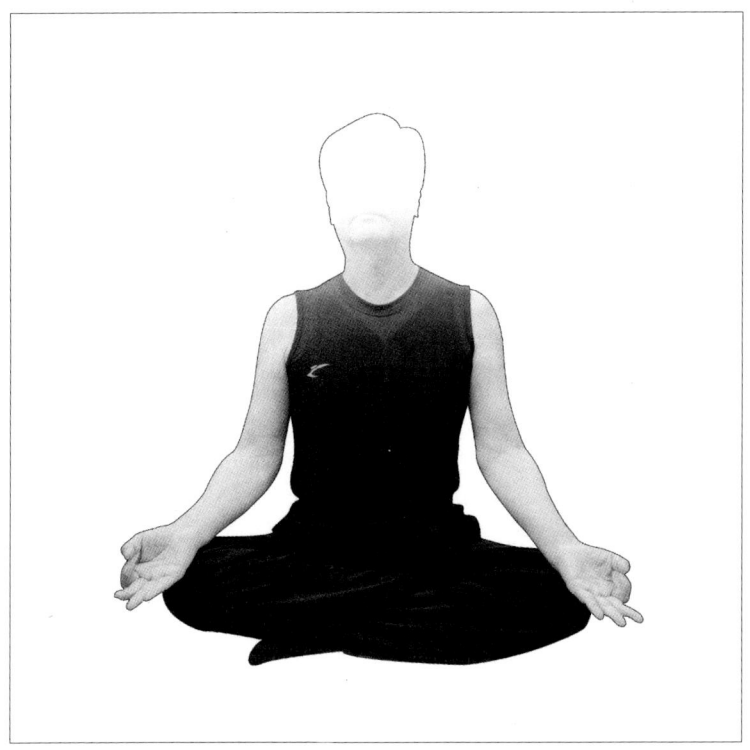

① 먼저 정좌를 하면서 어깨를 쭉 펴고 숨을 들이쉬면서 허리 (요추)에 힘을 주고 몸을 앞으로 밀어 자세를 바로잡는다.

② 어깨를 중심으로 하여 양팔을 내리는데 팔꿈치가 옆 갈비뼈에 붙고 양손은 무릎 위에 놓는다.

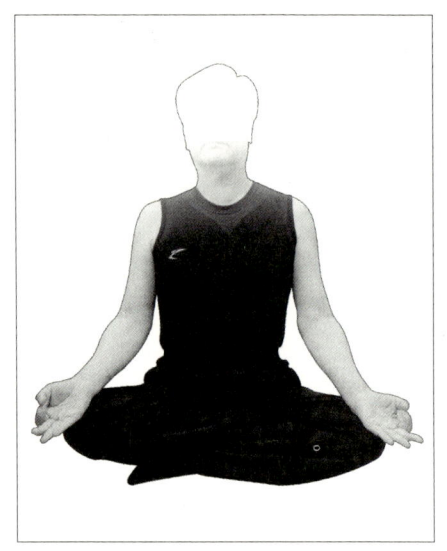

③ 올려놓은 양손은 손등을 무릎 위에 갖다 대면서 양손을 쭉 편 상태에서 엄지와 검지를 맞잡아 원을 그린다. 허리를 펴고 편안한 자세를 유지한다.

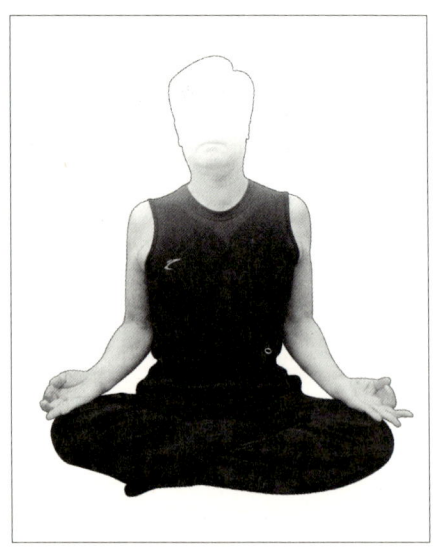

④ 이렇게 하면 몸이 꼿꼿이 펴지고 허리가 들어가고 앞가슴이 나온다. 이때 주의할 점은 양팔이 갈비뼈에 닿아 있어야 한다.

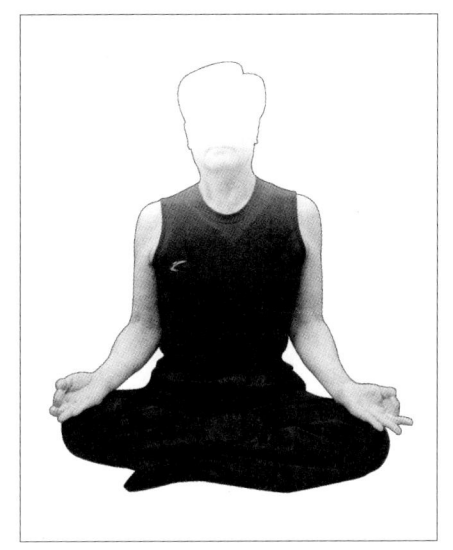

⑤ 심호흡을 크게 들이쉬면서 운동하면 된다. 이때 가능하면 출식장, 입식단을 행한다.

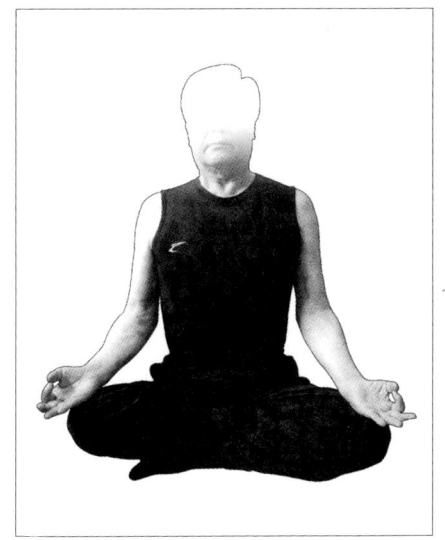

자세를 바르게 하여 90°를 유지한다. 모든 동작은 처음 자세가 마지막 자세로 되돌아오면 한 동작이다.

그럼 지금부터 한 동작 한 동작 천천히 따라서 반복하여 100세 건강을 향해 정진하길 바란다.

도리도리 두리두리 목운동을 하기 전에 알아두어야 할 점과 주의사항은 다음과 같다.

- 공복 시 운동할 것
- 임산부와 어린이는 삼갈 것
- 순서대로 운동할 것
- 일주일에 3~5회 실시할 것
- 번호는 소리내지 말고 속으로 셀 것
- 호흡은 본인 자유에 따라 조절할 것

※ 골절, 뼈 마디 쪽에 빨리 운동하거나 과하게 힘을 주어 운동했을 시 골절, 뼈를 다칠 수 있으므로 주의하여 천천히 운동할 것.

- 1, 2, 3, 10번 목운동은 천천히 스트레칭하는 식으로 한다. 목운동은 모두 4가지 종류로 되어 있어 2~3가지를 중복하여 운동하여도 좋다(번갈아가며 할 것).

- 목이 아프거나 목운동으로 목이 아파오는 현상이 있으면 좀 쉬었다가 운동할 것.
- 목에 너무 무리하게 힘을 주거나 무리하게 돌리는 행동은 하지 말 것.
- 도리도리 두리두리 운동이 끝나면 잠시 쉬었다가(다리의 저림) 천천히 일어날 것.
- 목디스크, 허리디스크, 뇌 질환을 앓고 수술한 환자 등은 의사의 지시를 받고 무리한 운동으로 인하여 의심스러운 점이 발견되면 의사의 지시에 따라 행동할 것.

1. 도리도리 좌우 목운동

한 손에 막대 잡고, 한 손에 가시를 쥐고
늙는 것은 가시로 막고, 백발은 막대로 치려 했더니
백발이 제 먼저 알고 지름길로 오더라.

〈고려 후기의 문신 우탁 선생의 '탄로가'〉

빨리 오는 늙음을 탄식하는 글이다. 이처럼 사람은 나이가 들면 백발과 같은 노화현상이 나타난다. 일생을 살면서 90세 이상 건강한 삶을 누리기는 쉽지 않다.

60~70년대만 하더라도 60~70대 하면 사랑방의 노인 신세쯤으로 보았다. 그러나 요즈음은 의·약학 분야의 발달로 80~90세 노인이 옛 60~70세 노인과 맞먹을 정도다.

세월이 30~40년 흐른 지금 인간의 생명이 약 17~20세 젊어졌다는 연구결과가 있다. 그러나 암, 중풍, 심장질환·폐질환 등으로 젊은 나이에 중년사(中年死)하는 사람도 많다. 젊은 나이에 참으로 억울하지 않은가?

인간의 삶은 약으로 사는 것이 아니라 음식을 먹고 사는 것으로 음식이 곧 인체의 활력소가 될 수 있게 꾸준히 운동하는 습관을 들여 질병을 방어할 수 있도록 면역력과 자가 치유능력을 길러 90세, 100세, 110세까지 팔팔하게 주어진 일을 할 수 있어야 한다.

100세 시대를 맞아 병으로 고생하는 사람은 싫을 것이다. 친지나 자식들에게 폐가 되는 삶을 피하려면 도리도리 두리두리 운동으로 질병 없는 건강한 삶을 유지하기 바란다.

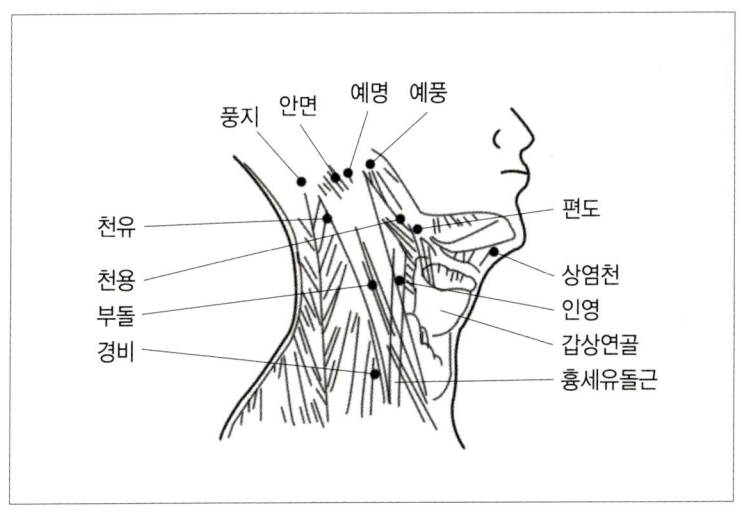

〈운동 요령〉

① 정좌한다.

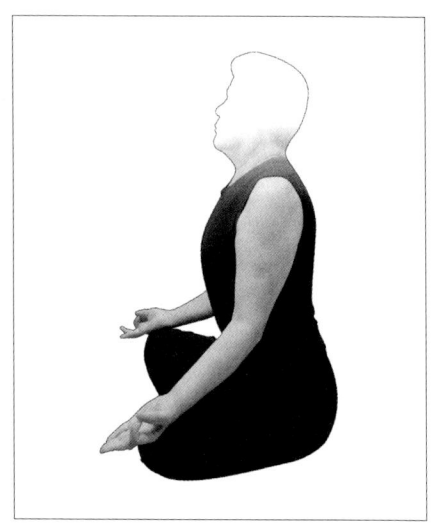

② 정좌에서 천천히 우측으로 고개를 돌린다(돌릴 수 있는 만큼, 1동작).

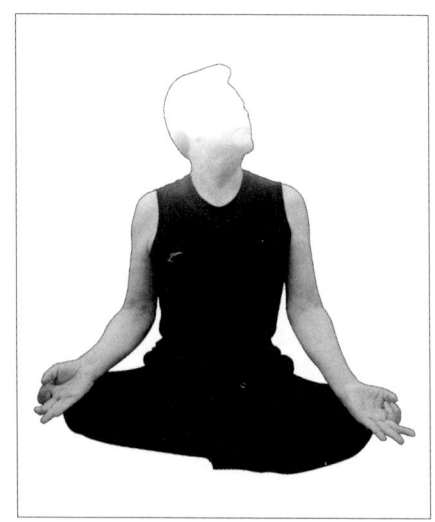

③ 약 2~3초 정도 쉬었다 천천히 반대편으로 돌릴 수 있는 만큼 돌린 후 약 2~3초간 쉰다.
  (2동작, 1~20회)

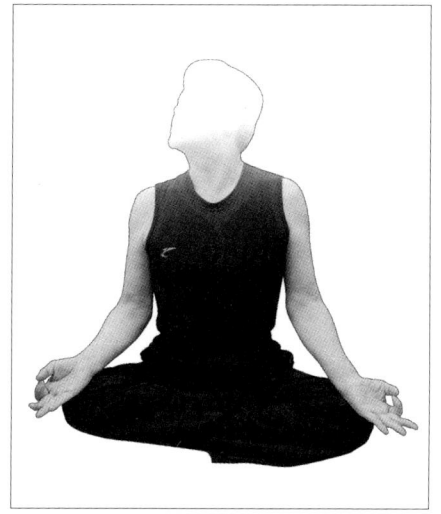

※ 위치 : 제1경추극돌기~제7경추극돌기, 제1, 2, 3흉추극돌기
※ 주치 : 두통, 신경질, 고혈압, 건망증, 인후염, 갑상선, 편도선 등

앞의 그림을 보면 목에는 신경과 혈자리, 힘줄, 동맥들이 있어 매우 중요한 곳이라는 것을 보여준다. 이러한 것들은 목운동을 통하여 혈액 흐름, 뇌로 가는 신경계의 활성화, 눈, 코, 귀, 치아, 신경계통 등이 활성화된다.

2. 두리두리 좌우 목운동

양·한방 마사지는 두통을 다스리는 혈자리에 침을 놓는 대신 목덜미 안마, 머리 지압, 뇌에 자극을 주어 머리를 맑게 한다.

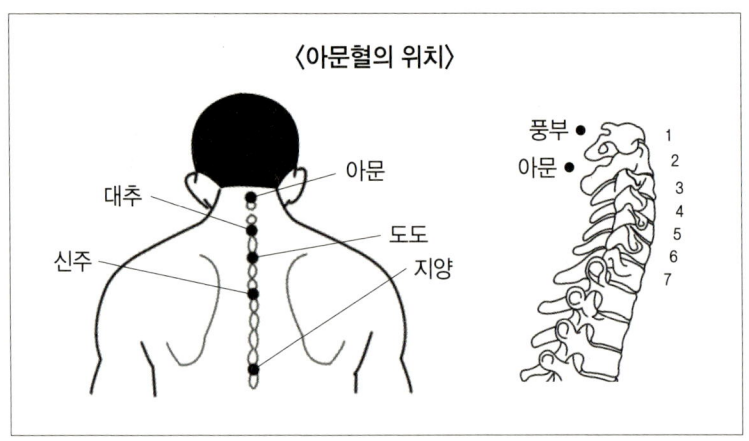

뒤통수 근육은 근육이 뭉친 것이 누적되어 발생하는 통증이다. 이때 마사지를 하면 통증이 완화된다. 혈압이나 뇌압 등의 질환이 있는 두통은 의학적 치료와 더불어 마사지를 하면 통증을 다스리는 데 도움이 된다.

침은 사람의 질병을 치료하는 데 좋은 효과를 가져다주지만 중요한(아문혈) 곳에 잘못 지침 시에는 신경계통이 상할 염려가 있고 더 깊이 찌르면 척추가 상할 염려도 있다. 침과 마사지로 도움이 되겠지만 혈자리 있는 쪽에 반복적으로 운동을 하여

주면 매우 좋은 효과를 본다.

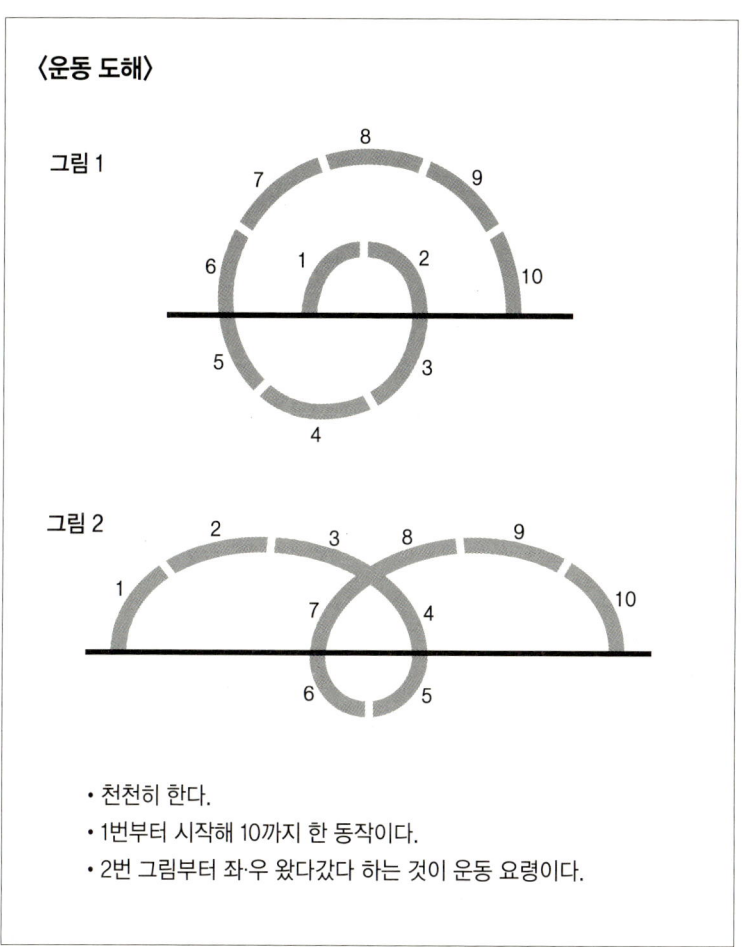

〈운동 도해〉

그림 1

그림 2

- 천천히 한다.
- 1번부터 시작해 10까지 한 동작이다.
- 2번 그림부터 좌·우 왔다갔다 하는 것이 운동 요령이다.

〈운동 요령〉

① 정좌한 후 목 중심에 좌측으로 천천히 돌린다. 한 바퀴를 돌아 목이 돌아가는 데까지 돌린다. 이것이 1동작으로 약 2~3초 동안 쉬었다 다음 동작을 한다.

② 좀 쉬었다 다시 반대편으로 천천히 돌리면서 목이 돌아가는 데까지 돌린다. 이것이 2동작으로 천천히 왔다 갔다 1~10~20번 정도 반복한다.

※ 위치 : 제1~7경추극돌기
※ 주치 : 두통, 신경질, 불면증, 감기, 고혈압, 유행성 감기, 신경쇠약 등

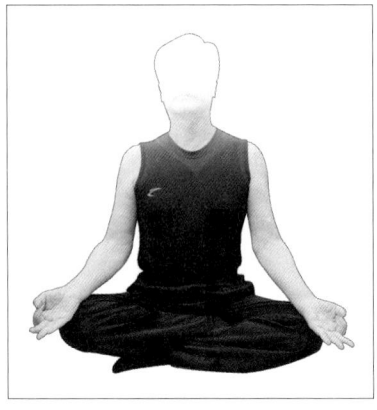

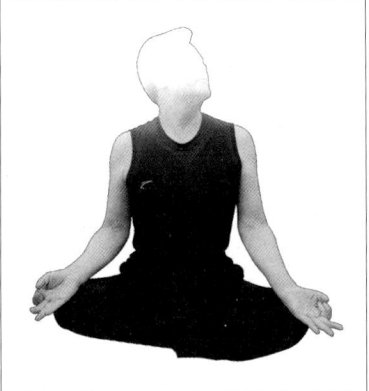

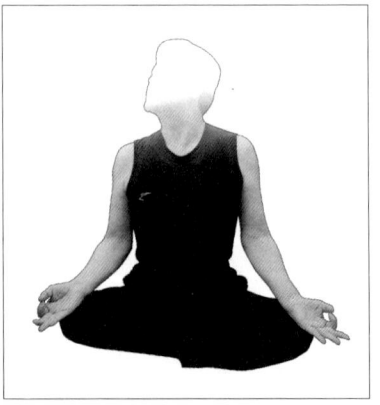

3. 목운동

  이 운동은 목과 척추를 강하게 하고 가슴, 폐 건강에도 도움을 주는 운동이다. 목에서 엉치뼈(허리와 엉덩이 사이)까지 S자 형태로 자세를 바르게 한다. 엉치뼈와 맞닿아 있는 척추뼈를 가능한 한 편안한 자세로 들숨, 날숨으로 배를 끌어당긴다. 아랫배에 기(氣)를 모아 주입한 상태에서 상하운동을 반복한다.

  목디스크, 허리디스크, 염좌, 협착증, 측만증 등은 척추 질환의 일종이다. 척추 질환은 연골, 근육, 힘줄에 균열이 생기고 탄력이 떨어져 척추와 관절을 제대로 지탱해 주지 못하기 때문

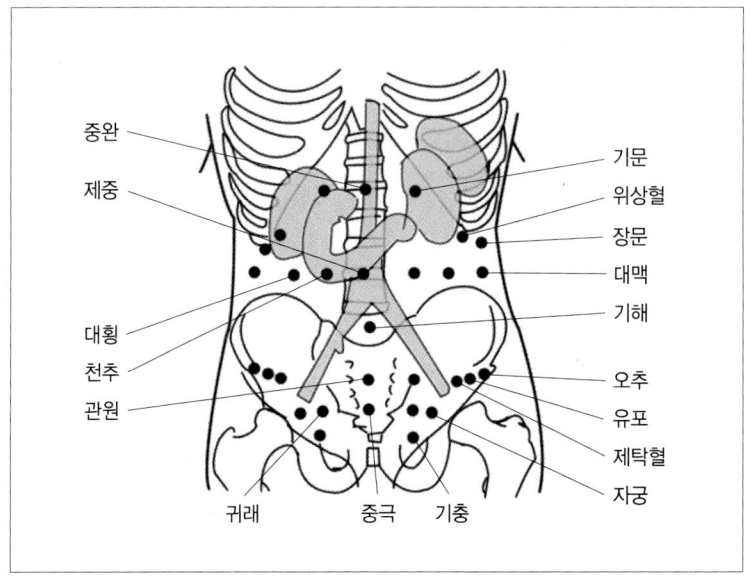

에 발생한다. 허리 통증은 디스크, 척추디스크, 좌골신경이 분 포하는 다리가 좋지 못한 것을 뜻하며 도표와 같이 인체 내에 연결되어 있고 척추에 요신총경, 전신총경, 걸어 다니는 데 상 하를 연결해 주는 중요한 신경계통이다.

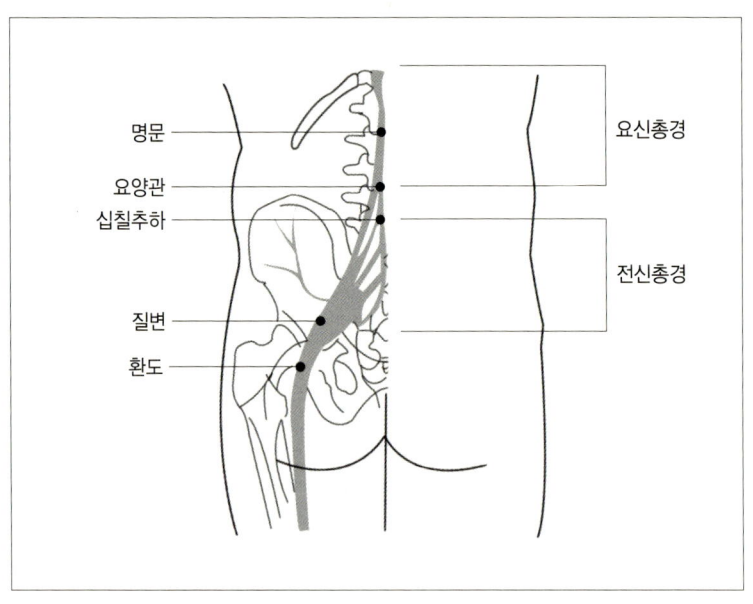

〈운동 요령〉

① 정좌

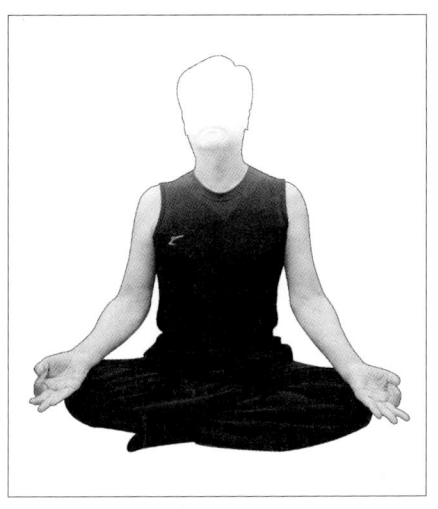

② 정좌에서 고개를 천천히 숙인다(1동작).

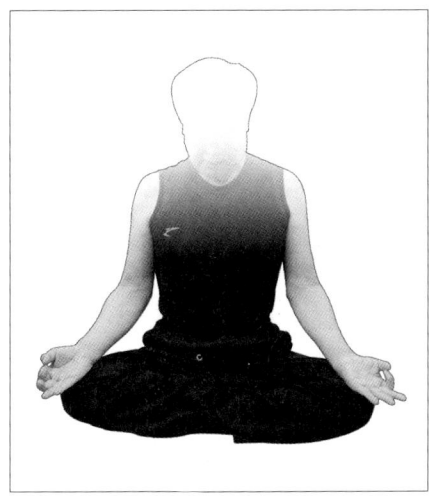

③ 다시 위로 고개를 올려 뒤로 눕힌다(2동작). 이 동작을 천천히 1~20회 반복한다.

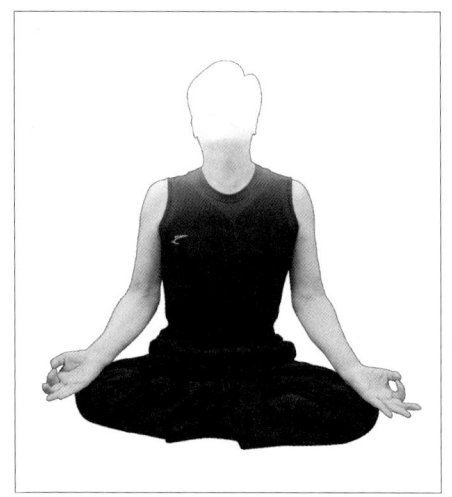

※ 위치 : 제1~7경추극돌기, 제1, 2, 3흉추극돌기
※ 주치 : 폐렴, 유행성 감기, 황달, 대상포진, 간질, 알레르기, 심장병 등
※ 알아야 할 점 : 정좌에서 앞으로 고개를 숙일 때 앞가슴을 위로 올리고, 앞으로 숙인 고개가 앞가슴을 중점적으로 짓누르는 듯한 행동을 취하면 가슴, 폐가 좋아진다(앞 목).

4. 수영 - 평형운동

 이 운동은 수영에서의 평형, 일명 개구리 헤엄에서 따온 것이다.
 개구리가 마치 수영을 하듯이 물속에서 하는 행동과 똑같이 따라 하면 된다. 이 운동은 팔과 어깨, 상체에 기를 넣어주는 상체 건강운동이다.
 어깨통증에서 시작해서 가운뎃손가락까지 당기고 저려서 힘을 줄 수 없거나 손으로 내려가는 신경이 인대와 근막에 눌려서 팔이나 다리가 저리는 신경압박 증상들은 흔히 팔목, 팔꿈치, 발목에 생긴다. 이렇게 눌려 있는 현상으로 인해 목디스크, 오십견, 회전근계, 엘보(팔꿈치) 등의 통증을 유발한다.

 밤에 잠을 잘못 자서 아침에 어깨통증으로 고통을 받는 사람들이 있다. 또한 어깨통증이 다 나았다고 해도 숙면을 취할 수 없는 사람이 있는데, 이러한 현상은 잠을 잘못 자서 어깨가 다시 아파 오지 않을까 하는 염려 때문이다.
 이러한 염려는 간단한 도리두리 운동으로 매일 ③, ④, ⑤, ⑥번 운동만 해도 머릿속에서 지워버릴 수 있다.
 1차적으로 자연복원력으로 회복될 수 있는 운동이다. 일단 아파 오면 이러한 방법을 취해 본 후 의사의 진찰을 받아보는 것이 좋다.

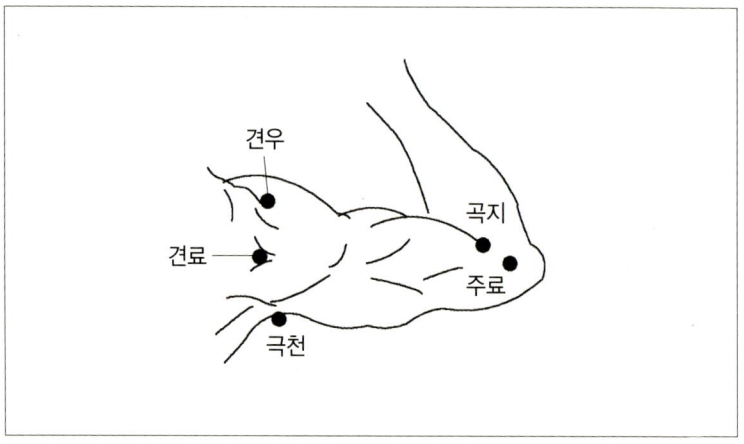

〈운동 요령〉

① 정좌에서 양팔을 구부려서 가슴 위치에 놓는다.

② 정좌에서 양팔을 구부려서 가슴 위치에 놓고 양팔을 머리 위로 올린다.

③ 정좌에서 양팔을 머리 위쪽으로 손을 펴고 올린다. 올린 상태에서 양손을 옆으로 원을 그리며 내린다.

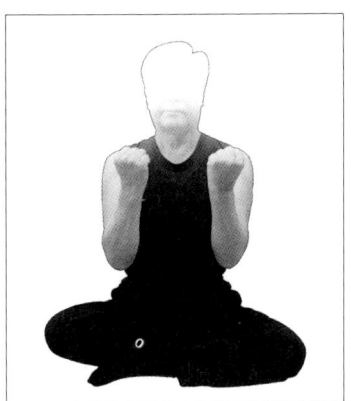

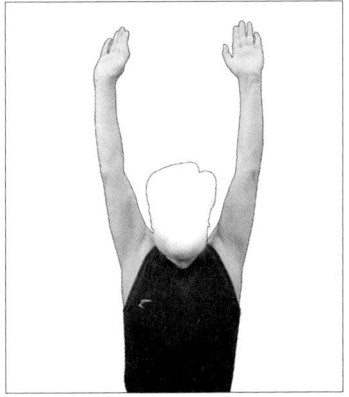

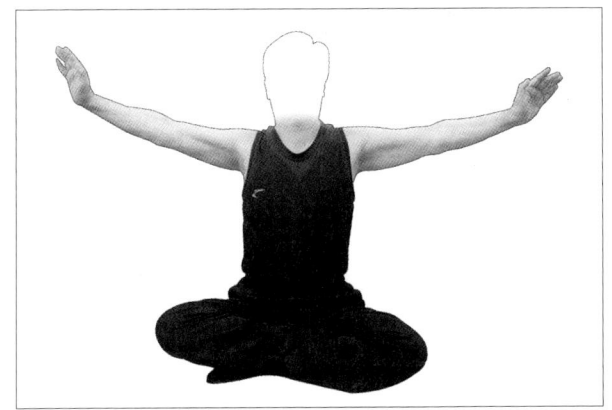

④ 2번 동작에 이어 양팔은 주먹을 쥐면서 복부 쪽으로 두손을 모아 올리는데, 올리면서 주먹 쥔 팔을 머리 위쪽으로 올리면서 주먹 쥔 손을 편다. 이러한 동작을 반복한다 (1~30번 내지는 1~54번).

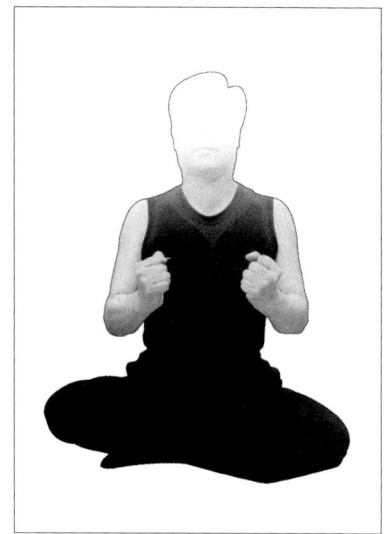

※ 주치 : 견부배면 혈위, 천정, 흉추 제4~5흉추극돌기
※ 치료 : 담낭염, 황달, 대상포진, 열병, 빈혈, 관절질환 등
※ 이 운동은 몸을 앞쪽으로 숙여서 운동하지 말고 가능한 한 상체의 중심이 뒤쪽에 쏠리도록 하고, 평형운동을 하면서 대추에서 신추 쪽을 펴준다.

5. 가슴운동

　혈액순환의 원동력인 심장은 정중선에서 약간 좌측으로 치우쳐 명치 위에 얹혀 있다. 크기는 주먹만 하며 길이는 12~15cm, 무게는 약 250~350g이다.

　컴퓨터 모니터나 TV, 스마트폰을 보는 시간이 많고, 같은 자세를 오랫동안 유지하면 목과 어깨, 허리에 무리가 간다. 이러한 습관을 고치지 않으면 척추 이상으로 인한 통증, 두통, 어깨 통증이 발생한다. 어깨 뒤쪽의 목(경추, 흉추) 운동을 게을리하여 아픈 경우도 있다.

　도리두리 운동(10~15분)은 뒷목을 자극하여 뇌척수액, 혈액 등 체액의 흐름을 원활히 해주고, 목운동을 해주므로 이완되어 있던 경추(뼈)와 신경계의 중추신경계(뇌), 또한 혈액이 활성화되는 운동이다.

　혈액은 우리 몸속의 오장육부가 제 기능을 할 수 있게 도움을 준다. 인간은 음식을 섭취함으로써 세포에 각종 영양분을 공급해 주고, 노폐물·호르몬 등의 역할을 하며 체온을 유지한다.

　또한 혈액은 몸속의 노폐물을 배출하는 중요한 역할을 담당한다. 혈액이 혼탁해지면 혈액순환이 원활하지 못하며, 심근경색 등 질병으로 이어질 수 있으며 혈관이 손상될 수 있다.

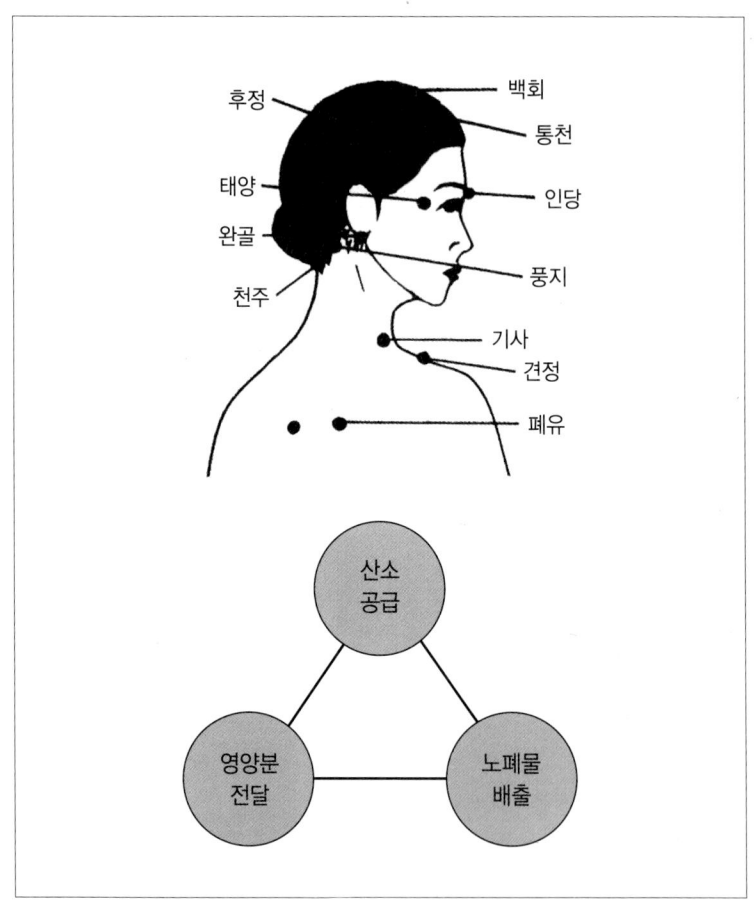

　혈액순환이 원활하지 않으면 각종 성인병에 노출되거나 면역력 약화, 성기능 저하, 손발 저림, 만성피로 등이 뒤따른다. 또한 심장에 열이 차면 입이 마르고, 구내염 등이 생긴다.
　또한 밀폐된 장소에 가면 머리가 아프고 가슴이 답답하며, 식은땀이 흐르거나 평상시 깜짝깜짝 잘 놀라며, 항상 불안 초

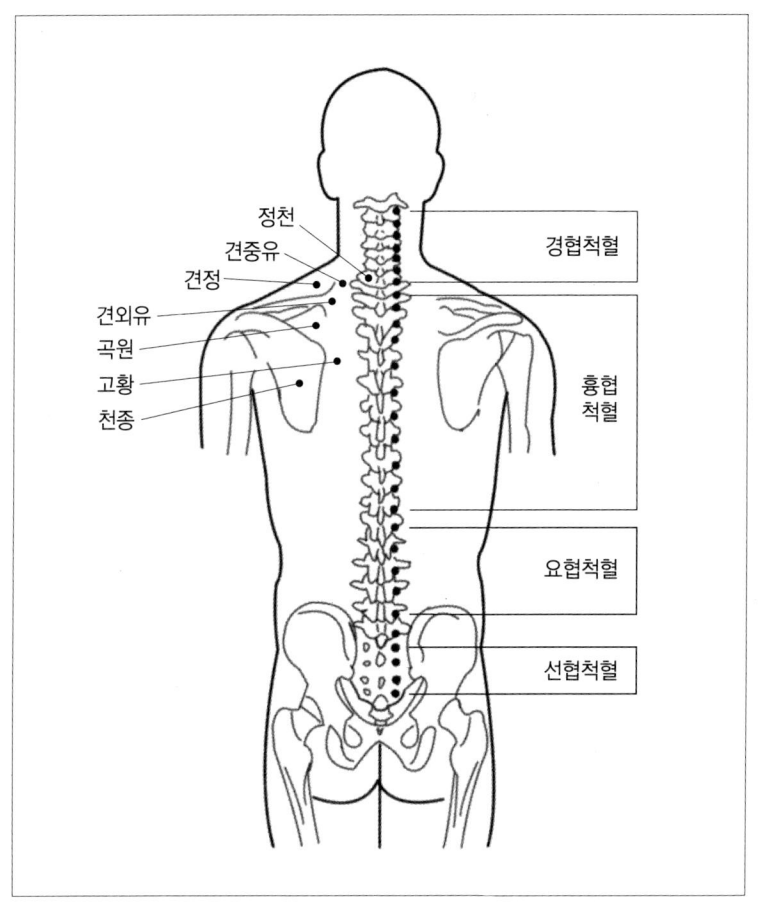

조하고, 근심과 걱정이 머리를 떠나지 않는다.

  도리두리 운동은 뇌, 목, 척추, 위, 장에 운동을 하여 줌으로써 혈액순환에 매우 좋은 역할을 한다. 시중에 혈액순환 약이 많이 있지만, 아픈 부위 요소요소에 운동을 해주는 것이 최선의 한 방법이다.

〈운동 요령〉

① 정좌

② 정좌에서 양손을 몸 중앙으로 이동하여 두손을 주먹 쥐고, 주먹 쥔 상태에서 양 팔을 똑바로 가슴 앞 으로 올린다.

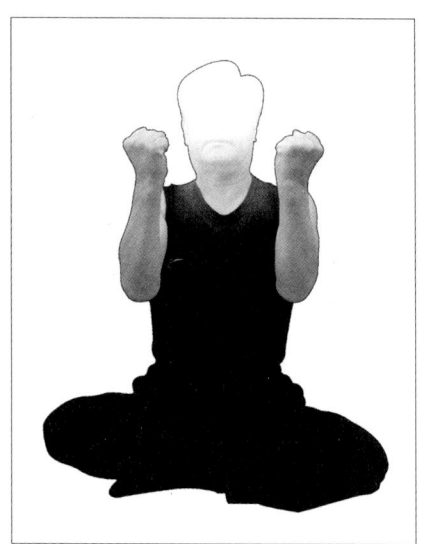

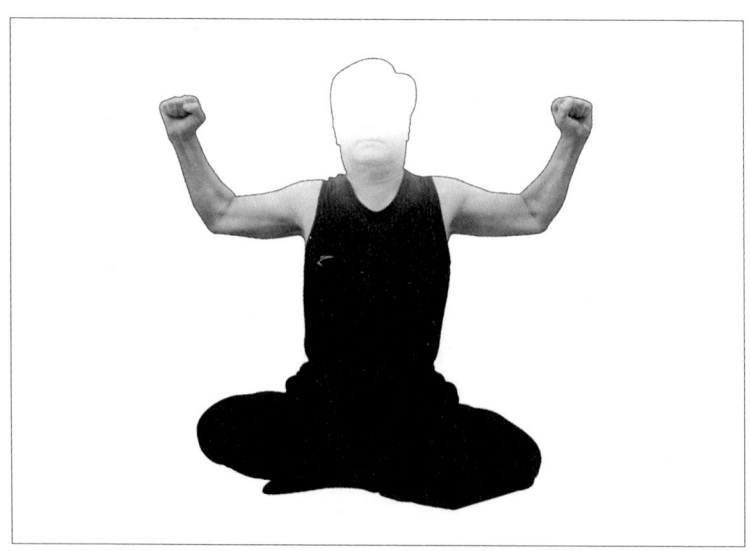

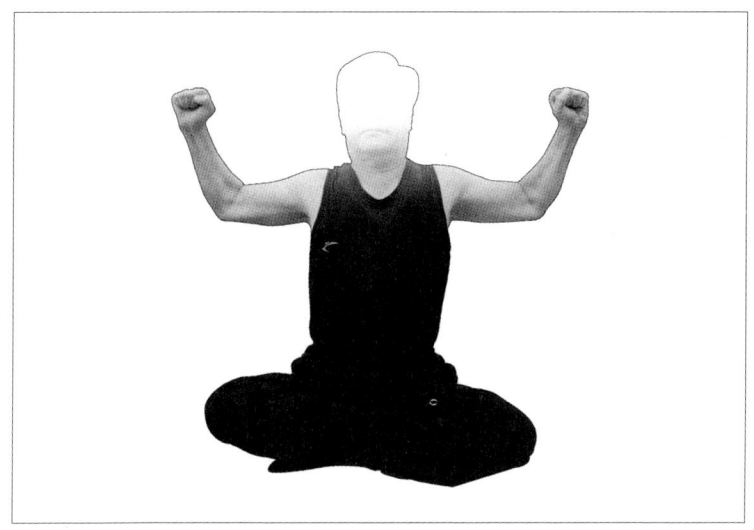

③ 올린 양팔을 원을 그리며 뒤쪽으로 팔을 펼친 후 잠시 쉬 었다 펼친 팔을 다시 앞쪽으로 모은다. 이것이 1동작이다 (1~30회).

※ 위치 : 견갑골관절, 흉협척결
※ 주치 : 폐렴, 늑막염, 감기, 호흡곤란, 저혈압, 빈혈, 만성피로, 동맥경화, 가슴앓이 등

6. 수영 - 접영운동

　이 운동은 수영의 접영에서 따온 원리이다. 몸의 팔 유연성을 위한 반복운동이다. 사람은 나이가 들어갈수록 몸이 굳어진다. 팔, 목, 어깨 근육 등 굳어진 몸을 유연하게 만드는 운동이다.

　40~50대에 들어서면 업무에 시달리거나 몸이 무거워지면 뒤쪽으로 팔을 돌리려고 해도 잘 돌아가지 않는다. 혈액순환기 계통이나 근육 계통에 좋지 않은 조짐이라 할 수 있다.

　그러므로 팔이 저리거나 목이 아프다거나 등 쪽에 근육이 뭉치거나 오십견 등을 유발할 수 있다.

　50~70세가 되면 건강을 위해 등산하는 분들이 많은데 산에 올라가서 심호흡을 하고 팔을 뒤쪽으로 돌리지만 팔이 뒤쪽으로 가지 않아 앞쪽으로만 돌리는 것을 여러 번 목격했다.

　본인은 잘 돌렸다고 생각할지 모르지만 옆에서 지켜보면 팔, 어깨 쪽 근육이 굳어 있다는 것을 확연히 알 수 있다.

　20~30세는 팔을 뒤로 자유자재로 돌릴 수 있지만 몸이 굳어 있을 경우 동작이 자유롭지 않다. 하지만 이 운동을 꾸준히 반복하다 보면 몸의 유연성이 생겨 점점 완성도가 높아지게 된다.

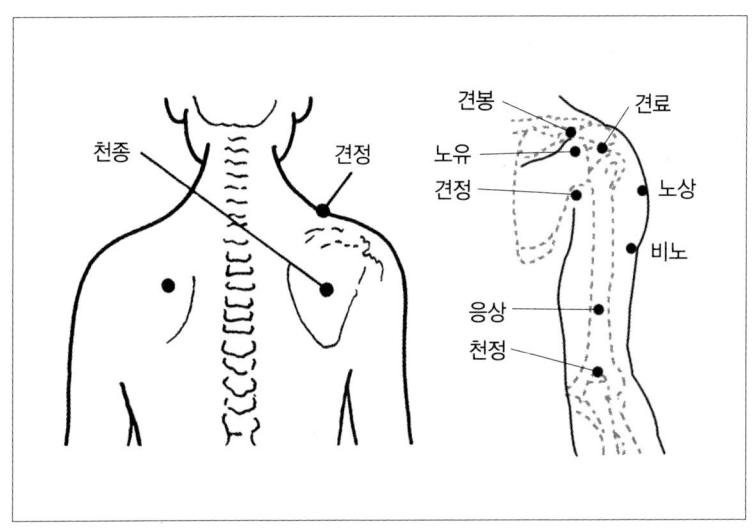

이 운동을 계속해서 반복하면 상체가 유연해진다. 남성의 경우에는 몸이 단단해지고 어깨는 넓어지며 팔에도 힘이 생긴다.

운동으로 인해 몸의 유연성과 팔·어깨·뇌·척추가 교정되고 가슴과 폐, 장기 등의 건강에 활력소가 된다.

〈운동 요령〉

① 자세를 반듯하게 하고 두 팔 양손을 쭉 펴면서 머리 위에 올린다.

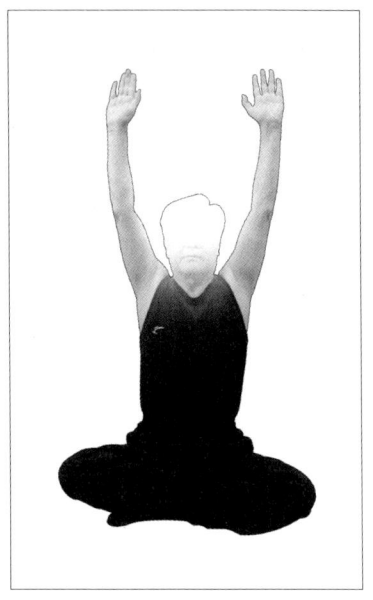

② 올린 팔을 내릴 적에 주먹을 쥐고 앞으로 쭉 뻗으면서 내린다.

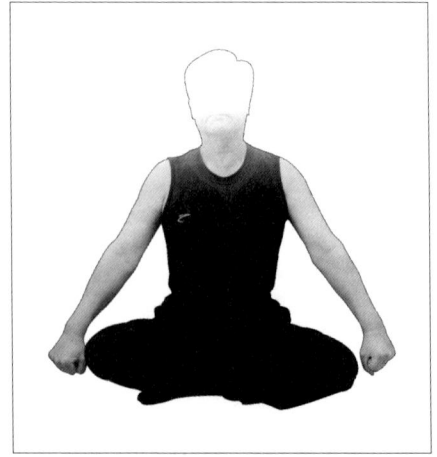

③ 팔이 뒤쪽으로 원을 그리면서 양팔을 올리면서 주먹을 풀면서 원위치한다.

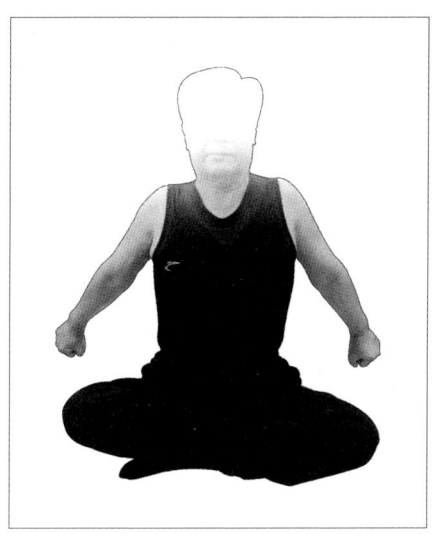

④ 쭉 뻗은 양손이 머리 위로 오면(1동작) 양팔을 다시 내리는 동작을 반복한다(10~20회, 1~30회).

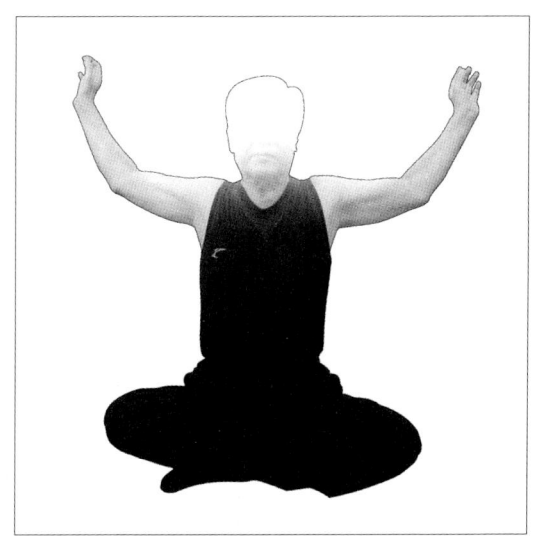

뒤쪽에서 팔을 올릴 때 머리와 앞가슴을 뒤쪽으로 꼿꼿하게 물을 젖히듯이 세우고, 허리 부분은 약간 앞으로 숙이고 상체는 뒤쪽으로 중심을 두고 유연하게 주먹 쥔 팔을 펴면서 (물을 가르듯) 양손을 머리 위에 원위치한다. 이것이 한 동작이다.

※ 위치 : 견부배면 혈위, 제3, 4, 5흉추극돌기
※ 치료 : 오십견, 회전근계, 폐렴, 기관지염, 감기, 만성피로, 늑막염, 심장장애, 호흡곤란, 가슴앓이 등

7. 훌라운동(장운동)

  화중지병(畵中之餠), 그림의 떡, 즉 보고도 못 먹는 떡(음식)이란 의미다. 현대인은 음식을 가려 먹고 소화가 잘 안 되는 음식은 피하는 경향이 있다.

  내장기관은 흉강(가슴안)과 복강(배안)의 기관을 통틀어 말하는 것이다. 한방에서는 오장육부라 한다.

  도리두리 운동으로(7, 8번 운동) 인해 앞으로는 음식을 마음껏 먹을 수 있다.

  고령화에 따라 약 복용이 늘면서 자연히 위염도 증가하고 있다. 우리나라 여성은 남성에 비해 스트레스를 더 많이 받고 또한 폐경 이후 호르몬 변화로 위염 발생률이 남자보다 높다고 한다.

  위장 질환 환자들은 구내염, 구역증, 속 쓰림 등과 같은 증상뿐만 아니라 두통, 어지럼증, 기미, 여드름, 아토피, 만성피로 등으로 고생한다.

  만성피로, 스트레스, 과도한 음주, 흡연 또한 위염의 발생 요인이며, 명치 끝이 답답하고, 가스가 차고 속이 더부룩한 증상을 동반한다.

  도리두리 운동을 매일 하여 줌으로써 이러한 증상을 완화할 수 있다. 또한 황변을 유발하며, 면역력을 키워준다. 또한 혈관과 척추, 오장육부가 튼튼해지고, 피부 색도 밝아지며, 신경세포 활성화뿐만 아니라 음성(성대)도 좋아진다.

훌라운동은 아래 그림과 같이 남성(방광, 전립선, 요도 등)과 여성(방광, 요도, 직장 등)의 골반 안에 있는 장기를 건강하게 한다.

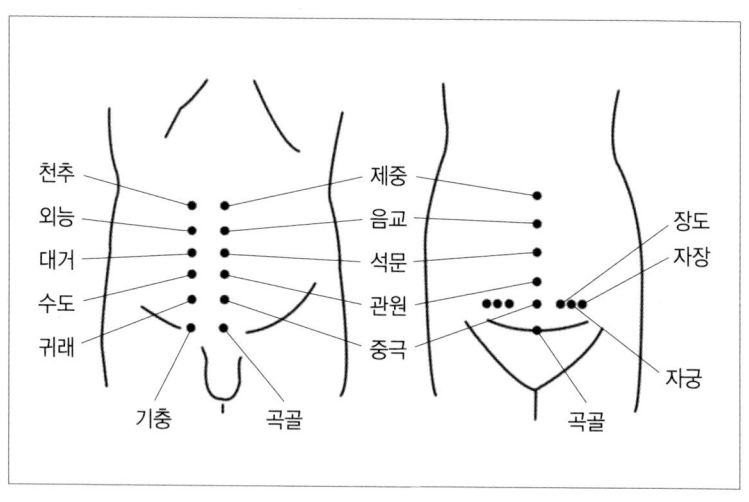

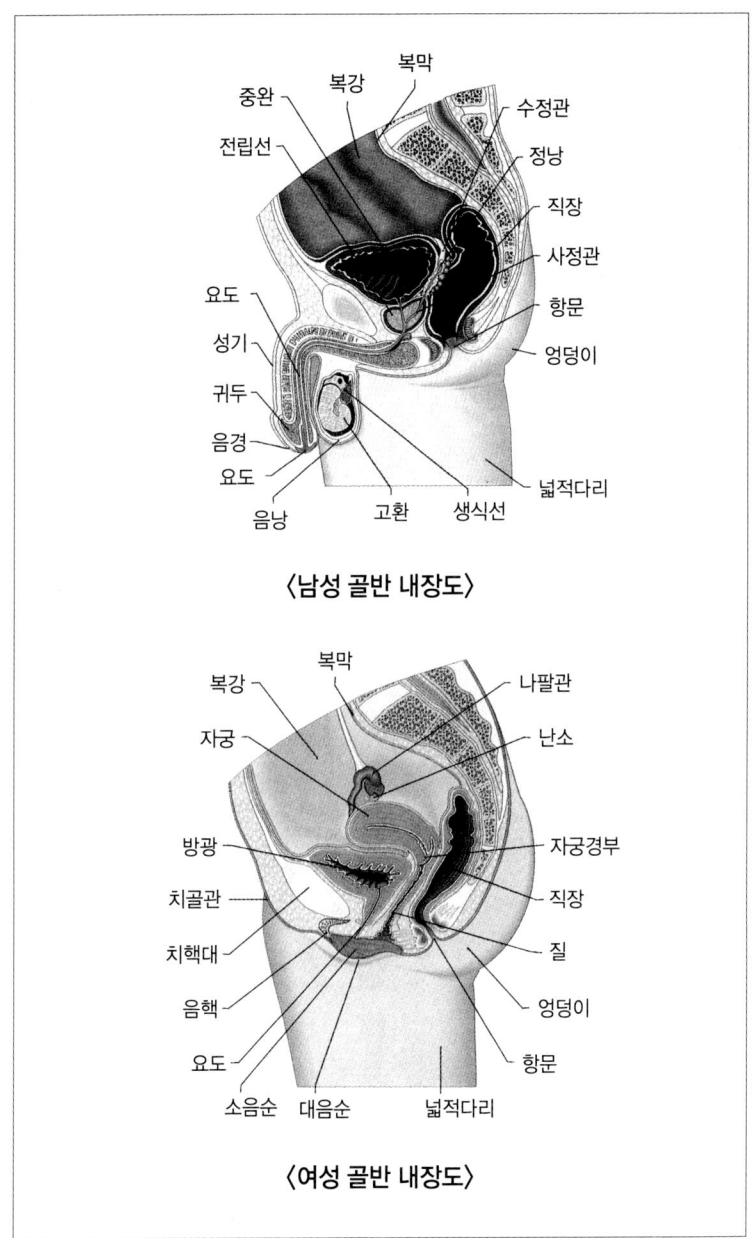

〈운동 요령〉

① 정좌에서 양쪽 다리를 쭉 편다.

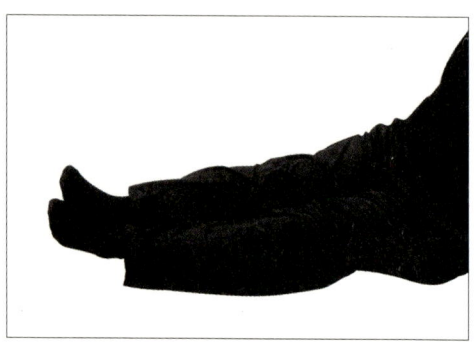

② 쭉 뻗은 양다리의 발목에 힘을 주어 발(발가락)을 앞쪽으로 당겨 종아리 인대와 힘줄을 펴준다.

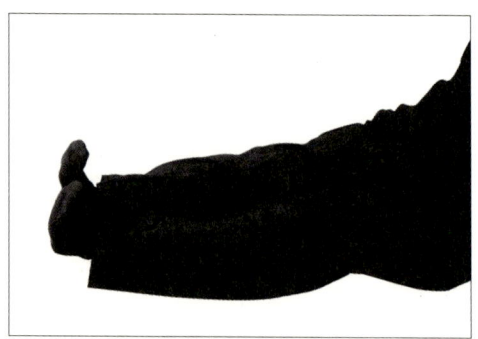

③ 양손은 가슴에 올려놓는다.

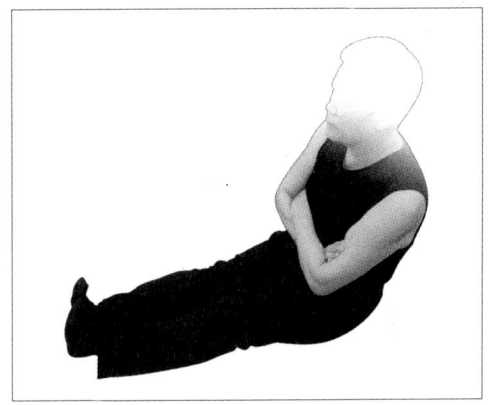

④ 운동 시작은 코로 숨을 크게 들이마시면서 복부를 힘 있게 등허리까지 당긴다. 들이마셨던 숨을 코로 내뿜으면서 몸의 힘을 빼면서 푼다. 이러한 동작을 반복한다 (30~54회).

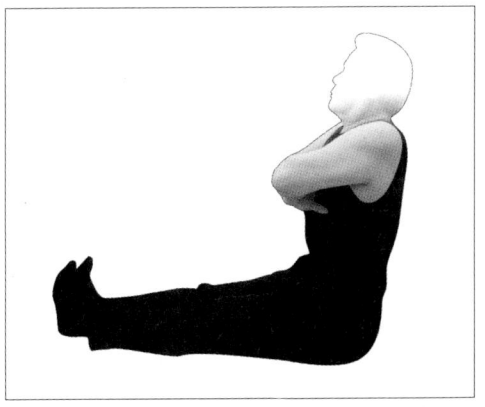

※ 주치 : 정중앙선상 제상(배꼽 위) 상복부와 백선상(배꼽 아래) 하복부와 백선상
※ 치료 : 위염, 위궤양, 위하수, 급만성 위염, 위통, 설사, 변비, 소화불량, 고혈압, 신경쇠약, 복통, 신염, 월경불순, 여자 생식기염 등

8. 허리 · 배 운동

예전에는 허리가 아파서 병원에 가면 수술을 권하는 경우가 대부분이었다. 그러나 요즘에는 의술의 발달로 간단한 시술이나 운동으로 치료하도록 유도하는 병원이 늘어나고 있다.

척추관 협착증이나 척추측만증이 심한 경우에는 수술을 받아야 한다. 그러나 허리디스크 환자의 8할 정도는 자연복원력으로 회복될 수 있다. 나이가 들면 허리가 아프기 마련이므로 나이에 따른 노화현상으로 받아들이고 꾸준히 운동하면 된다.

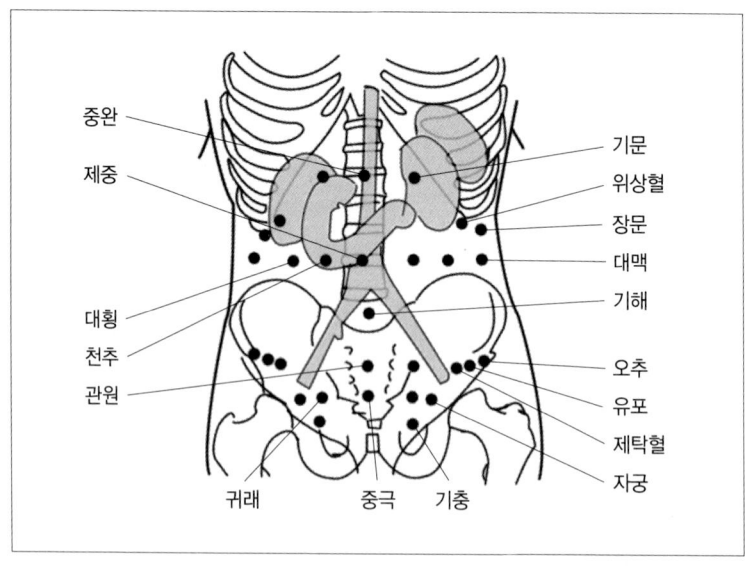

〈혁대운동 요령〉

① 첫 번째로 중완~기문 사이에 혁대를 조이고 허리·배운동을 한다.

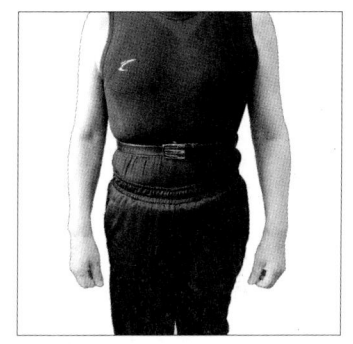

② 두 번째로 제중과 기해 사이에 혁대를 꽉 조이고 배운동을 한다.

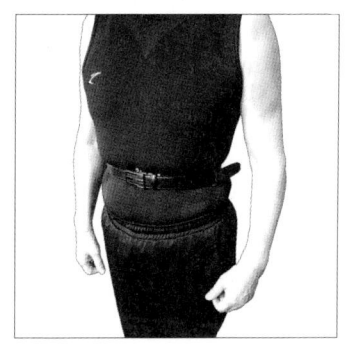

③ 세 번째로 관원과 중극 사이에 혁대를 꽉 조이고 장운동을 한다. 골반에 있는 장기를 튼튼하게 하는 운동이다.

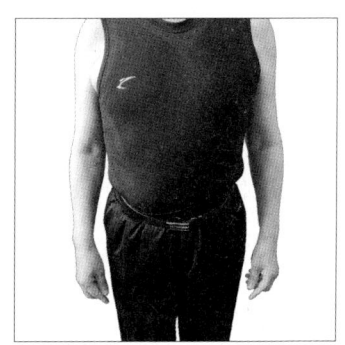

몸을 앞으로 구부릴 때 팔을 쭉 뻗어 발끝까지 손이 닿도록 한다. 양발 끝에 양손을 갖다 댄다.

숨을 코로 크게 들이마시면서 복부를 등허리까지 당겼다가 들이마셨던 숨을 코로 내뿜는다. 이러한 동작을 반복한다.

TV 뉴스에서 체력을 단련하기 위해 유산소 운동을 몇 개월 동안 꾸준히 함으로써(30, 40, 50세) 다리 길이가 약 1~2cm 정도 길어졌다는 보도를 본 적이 있다. 이것은 노화현상으로 인해 인대, 힘줄이 줄어들었던 것이 꾸준한 운동을 함으로써 예전처럼 다리 길이가 원상 회복되지 않았나 생각된다.

〈운동 요령〉

① 양쪽 다리를 쭉 편다.

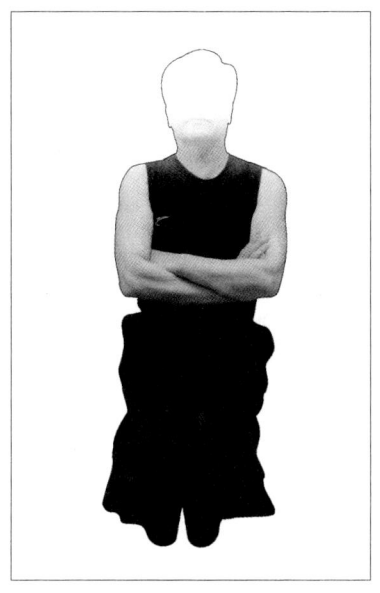

② 쭉 뻗은 다리를 펴고 발목에 힘을 주어 발(발가락)을 앞쪽으로 당긴다. 줄어드는 뒤 종아리 인대, 힘줄을 펴준다.

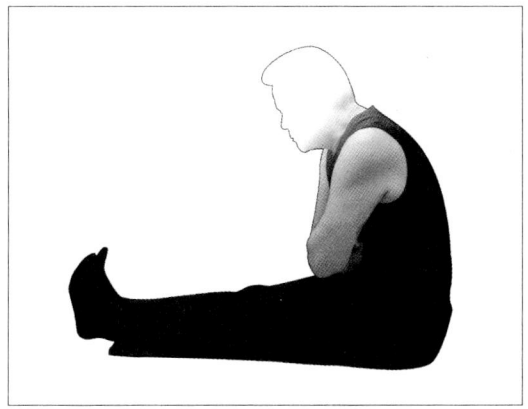

③ 양손을 가슴에 올려놓는다.

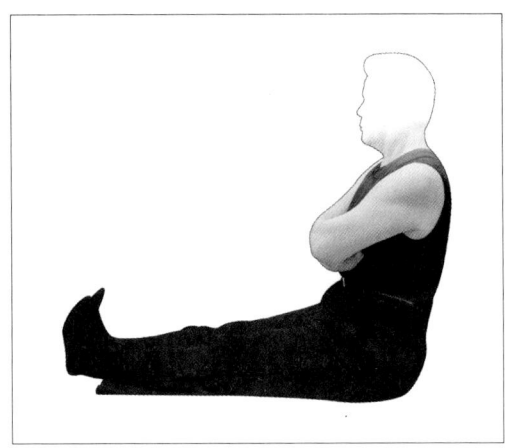

④ 배를 당기면서 몸을 앞으로 45도 각도로 구부렸다 폈다를 반복한다. 빨리 해도 좋다(30~54번).

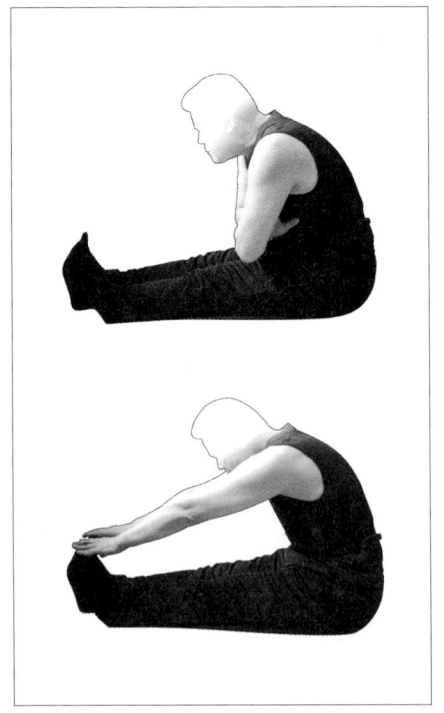

※ 위치 : 정중앙선상(배꼽 위) 상복부와 백선상(배꼽 아래) 하복부와 백선상 흉제12협, 요제1~5협 척혈
※ 치료 : 위염, 위궤양, 위하수, 급성 위염, 위통, 설사, 변비, 소화불량, 신경쇠약, 복통 등

유산소 운동을 하면 동양인들도 서양인들처럼 다리가 길어진다는 연구결과를 본 적이 있다. 그러므로 인대, 힘줄(심혈관계) 같은 것을 자꾸 움직여서 수축현상을 막아주는 것이 좋다.

다리를 쭉 뻗은 상태에서 다리 뒤쪽의 허벅지, 종아리, 척추 등을 펴줌으로써 키(다리)가 줄어드는 노화현상을 막을 수 있다. 이는 허리운동뿐 아니라 위와 장운동과 허벅지, 종아리운동도 겸할 수 있다.

9. 기 운동

　기(氣) 운동은 정신을 집중하고 몸에 기를 주입하며 심신을 단련하는 목적으로 옛날부터 전해 내려오는 슬기로운 운동이다. 기 수련을 꾸준히 하면 온몸으로 하늘의 천지기운을 느끼게 된다.

　사람이 걸어 다닐 때에는 몸에서 기가 발생하는데 몸을 따스하게 해야 한다. 체온 조절과 혈액순환 또한 뇌에 영향(자극)을 주어 의사소통을 원활하게 한다.

　자세를 바르게 하고 숨을 들이마신 상태에서 멈추고, 시선은 정면의 한 곳을 바라보면서 번호를 센다. 이때 숨이 가빠지면 참았던 숨을 양손과 동시에 팔을 가슴에 대고 손을 편 자세에서 힘을 모아 두 손을 쭉 뻗어 장풍을 날린다.

　또 다른 방법은 숨이 가빠지면 (내뿜지 말고) 다시 숨을 들이마셨다가 멈추고(반복하는 과정) 또다시 멈춘 상태에서 숨이 가빠지면 최종적으로 참았던 숨을 양손과 동시에 팔을 가슴에 대고 손을 편 자세에서 힘을 모아 장풍을 날린다.

　이 동작을 하면서 숨을 들이마실 때에 배가 등 쪽에 다가서는 것을 느낄 수 있다. 배가 등 쪽에 붙다시피 하는 것이 좋다.

　이 동작은 자기가 얼마만큼(몇 초, 몇 분) 숨을 쉬지 않고 버

틸 수 있는가를 가늠하면서 몸에 기를 주입하는 것이다.

이 동작은 아랫배를 당겨주기 때문에 비만을 예방하며 폐활량이 좋아지고, 보이지 않는 힘이 배에서 가슴(폐)으로, 뇌로 가고 머리가 어지러운 빈혈 해소와 정신이 맑아지는 것을 느낄 것이다(정신통일).

※ 이 운동은 시간이 걸리므로 별도로 이 운동만 하는 것이 좋다. 멈추는 것 : 얼마나 폐활량이 좋으냐. 번호 : 몇 초, 몇 분을 계산할 수 있다. 들숨 : 숨을 들이마시는 것.

〈운동 요령〉

① 자세를 바로 하고 시선은 뚫어져라 한 곳을 응시한다.

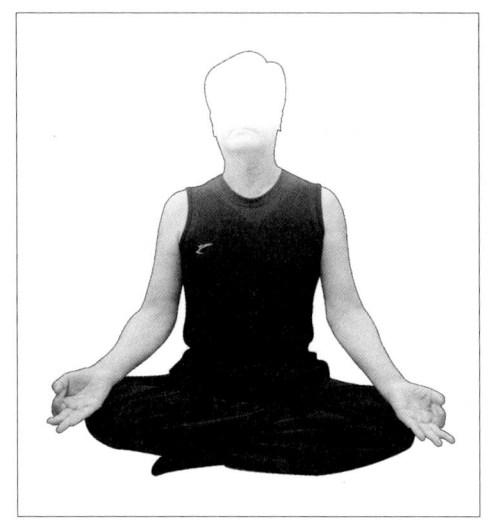

② 숨을 들이쉬면서 배를 최대한 허리 쪽으로 끌어당긴다. 숨을 멈춘 상태에서 번호를 센다.

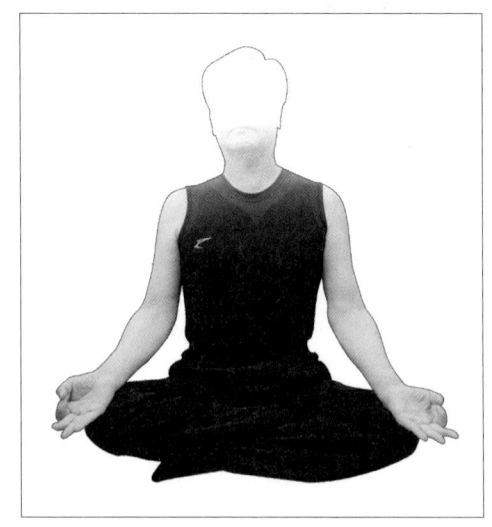

③ 번호를 세는 과정에서 숨이 차오르면 양팔을 구부려 가슴으로 당긴 후 정면을 향해 사물을 정한 다음,

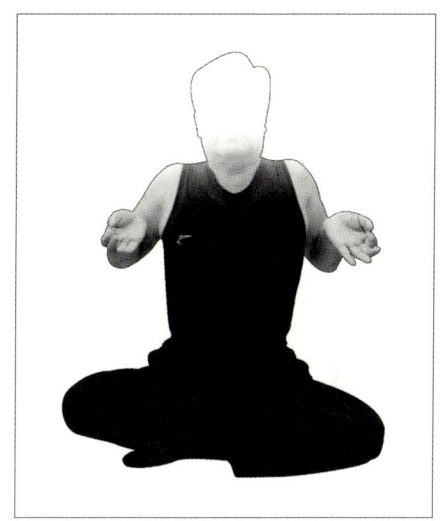

④ 양팔을 쭉 뻗어 참아왔던 숨과 함께 장풍을 날린다. 실제로 장풍을 날리는 자세로 하는 것이 좋다.

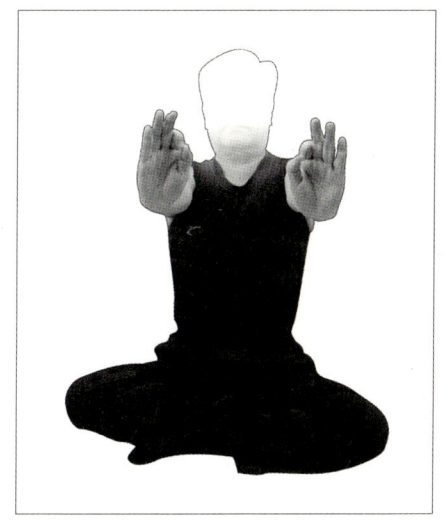

※ 숫자를 세는 과정이 불편하면 시계를 정면에 놓고 해도 된다.
※ 정좌에서 눈을 감고 명상을 하면서 심신을 단련하는 것도 좋다.

10. 목 젖힘 운동

혈관, 청춘을 지키는 생활요법인 유산소 운동을 하면 심폐기능이 좋아지고 혈액순환을 촉진시켜 혈관의 노화방지에 도움이 된다.

운동을 하기 전에 손가락으로 함몰된 뒤통수(후두골) 또는 머리 전체를 3~5분 정도 눌러주거나 마사지해 주면 머리로 가는 혈류량이 증가한다.

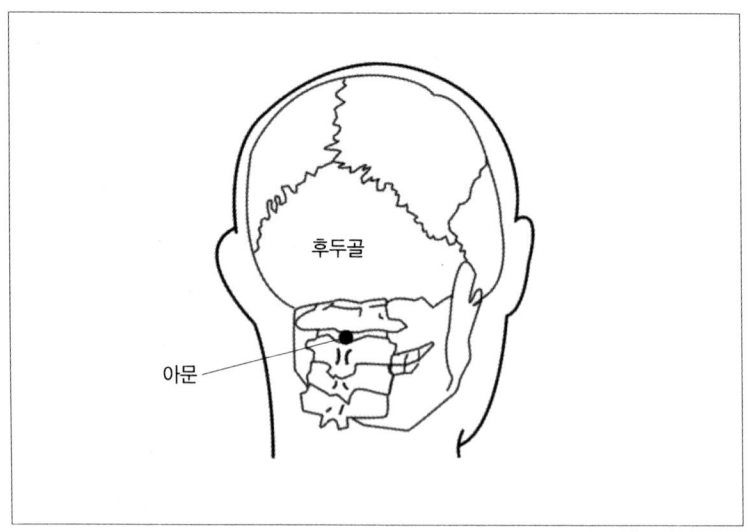

눈 혈관운동은 따로 없지만 손가락을 깍지낀 뒤 뒷목에 대고 목을 뒤로 젖혀 근육을 수시로 풀어주면 눈의 망막 혈관에 산소량이 증가한다.

나이가 들면 기억력이 점점 떨어지고 심해지면 건망증으로 이어지는데 원인은 다양하다. 이러한 사람들을 보면 후두골이 함몰된 경우가 많다. 움푹 들어간 곳을 손가락으로 꾹꾹 눌러주어 모세혈관과 근육을 풀어주는 것이 좋다.

뒤통수(후두골)에 움푹 들어간 곳을 다섯 손가락 끝으로 눌러주고, 도리두리 운동을 10번 정도 하면 가느다란 혈류관이 늘어나 뇌가 젊어진다. 그리고 신문이나 책 읽기, 일기쓰기 등도 도움이 된다.

뇌에는 무수한 모세혈관이 있다. 모세혈관이 막히면 신경전달이 둔화되며 우울증 현상이 나타난다.

모세혈관이 하나둘 막히면 인지기능이 현저히 떨어지고 이를 방치하면 혈관성 인지장애를 거쳐 혈관성 치매가 된다.

치매에는 알츠하이머 치매, 전두엽 치매, 루이소체 치매, 혈관성 치매 등이 있다. 전두엽 치매는 우울증과 비슷하며 주로 40~50대에 발병하며, 루이소체 치매는 기억력이 오락가락하며 악몽을 꾸기도 한다.

혈관성 우울증을 예방하기 위해서는 먼저 뇌졸중 위험요소인 당뇨병과 고혈압, 만성질환의 관리가 필수적이다.

더불어 일주일에 3~5일 정도 유산소 운동을 하는 게 좋다. 또한 산책, 체조 등 운동을 꾸준히 하면 뇌혈관이 많이 생기고 기존에 있던 혈관도 넓어진다. 이러한 환자는 무엇보다 가족의 사랑, 보살핌이 으뜸이다.

일주일에 도리두리 운동과 척추운동, 식이요법을 병행하며 무엇보다 질병이 오기 전에 예방하는 것이 최고다. 좋은 음식으로는 고등어, 정어리, 연어, 참치, 시금치, 블루베리, 지방산을 함유한 생선류, 종합비타민 E와 C, 오메가 3 등이 있다.

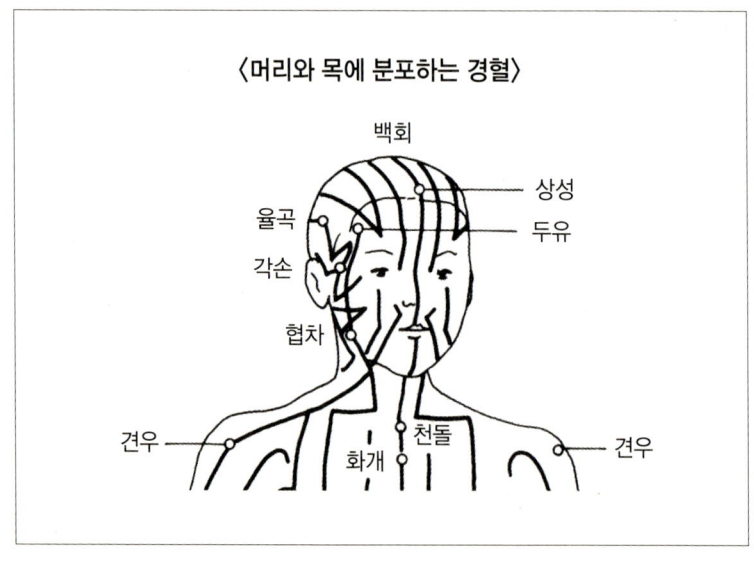

〈운동 요령〉

① 정좌에서 목을 뒤로 젖힌다.

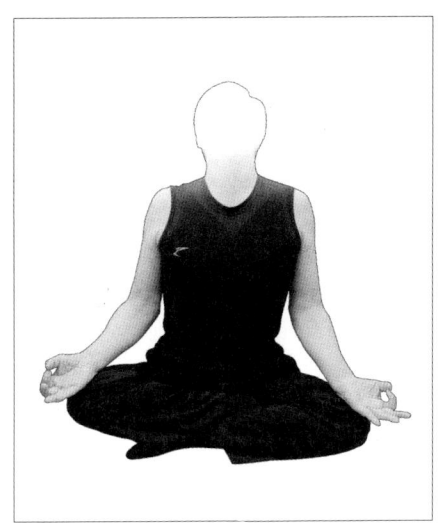

② 뒤로 젖힌 목을 천천히 우측으로 이동하여 약 2~3초간 머문다. 이것이 한 동작이다.

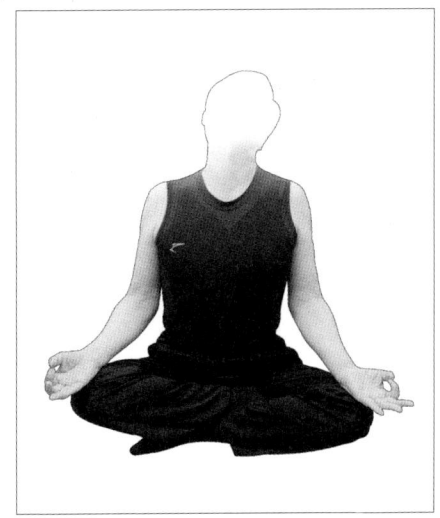

③ 또다시 천천히 좌측으로 이동하여 2~3초간 머문다. 이러한 동작을 1~20회 반복한다.

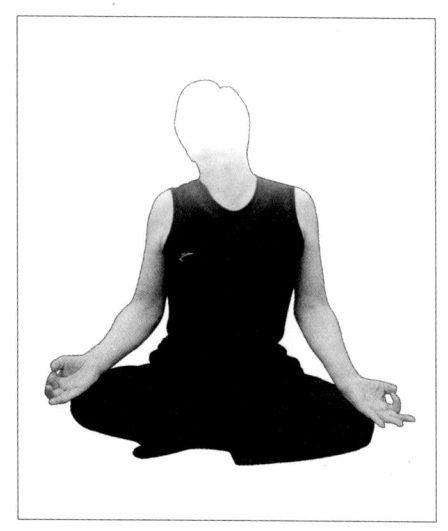

※ 위치 : 제5, 6, 7경추극돌기~제1, 2, 3흉추극돌기

※ 주치 : 갑상선 질환, 천식, 기침, 호흡곤란, 폐렴, 기관지염 등

11. 기도(합장)

　합장(合掌)*은 기도하는 자세이다. 종교와 상관없이 지금까지 해왔던 운동이 나의 몸에 좋은 기운으로 작용하여 건강한 삶을 영유할 수 있도록 소원을 빈다.

　무릎을 지면에 대면서 양발을 한 곳에 모아 기도하는 자세를 취한다. 천천히 고개를 숙이면서 자신이 원하는 것을 이룰 수 있게 소원을 빈다. 그러면 하늘도 움직일 것이다. 즉, 수양을 한다고 생각하면 된다.

1. 성내지 않고, 참고 견디는 마음
2. 우울해하지 않고, 동요 없이 노력하는 마음
3. 머뭇거리지 않고, 쉼 없이 노력하는 마음
4. 밝게 웃으며, 베푸는 마음
5. 희망을 향하여, 가족의 건강을 위하여 축원한다.

---

* 합장 : 손바닥을 합쳐서 하는 예법이다. 가슴 앞에서 손바닥을 합쳐 좌우 열 손가락을 펴서 포개는 일은 불교에서뿐만 아니라 옛날부터 행해진 인도의 예법으로 오늘날에도 '나마스테(힌디어로 그대에게 보내는 경례라는 뜻)'라는 말과 함께 서로 합장하는 것은 인도에서의 일상적인 인사법이다. 불교에서도 이 예법은 승려와 신자 사이에 행하는 인사법이었으며 불타와 보살에 대한 예배의 방법이다. 이렇게 함으로써 자신의 마음이 불타와 보살에 전념하고 있음을 나타내는 것이다.

마음을 다스리는 글

복은 검소함에서 생기고, 덕은 겸양에서 생기며, 도(道)는 안정에서 생기고, 명(命)은 화창에서 생기느니라.

근심은 애욕에서 생기고, 재앙은 물욕에서 생기며, 허물은 경만에서 생기고, 죄는 참지 못하는 데에서 생기느니라.

눈을 조심하여 남의 그릇됨을 보지 말고, 말을 조심하여 착한 말, 바른 말, 부드럽고 고운 말을 언제나 할 것이며, 몸을 조심하여 나쁜 친구를 따르지 말고 어질고 착한 이를 가까이하라.

이익 없는 말을 실없이 하지 말고 내게 상관없는 일에 부질없이 시비치 말라.

어른을 공경하고 덕 있는 이를 받들며, 지혜로움이 미거한 이들을 밝게 분별하여 모르는 이를 너그럽게 용서하라.

오는 것을 거절 말고 가는 것을 잡지 말며, 내 몸 대우 없음에 바라지 말고 일이 지나갔음에 원망하지 말라.

남에게 손해를 끼치면 마침내 그것이 자신에게 돌아오고, 세력을 의지하면 도리어 화가 따르느니라.

불자야, 이 글을 읽고 낱낱이 깊이 새겨서 다 같이 영원을 살아갈지어다.

— 불교 경전 중에서